Die Autoren

Grit Nusser, Sozialpädagogin und Heilpraktikerin. Sie beschäftigte sich während ihrer Zeit als Heilpraktikerin intensiv mit der Naturheilkunde und gab ihr Wissen auch im Unterricht weiter. Während ihrer Aufenthalte in Xi'an, China, lernte die Autorin verschiedenen Massagetechniken wie TuiNaAnMo und Gua Sha kennen und schätzen.
Sie wandte chinesische Massage auch erfolgreich bei Hunden an und schrieb das Buch **„TuiNa-AnMo** für den Hund" (ISBN 9783839132302).

Weitere Bücher der Autorin:
„Kräuter für den Hund" (ISBN 9783839123584)
„Wickel,Güsse,Wassertreten" (ISBN 9783732247141)
„Ist alt werden gesund?" mit Rita Menzenbach-Siemens und Petra Linder (ISBN 9783839130148)
„Gua Sha" mit Xiaoying Shang (ISBN 9783842312432) in deutsch und englisch (
„Alternativmedizin für Pferde" mit Rita Menzenbach-Siemens (ISBN 9783844804089)
„Ba Guan" mit Xiaoying Shang (ISBN 9783732249398)
„Moxibustion" mit Xiaoying Shang (ISBN 9783734733697)
„TuiNa-AnMo" für den Menschen (ISBN 9783743178281)
„Handakupunktur" (ISBN 9783739209814)
„Rückenbeschwerden" (ISBN 9783746060828)
„Handakupunktur" (ISBN 9783739209814)

Sittipong Phukhamwong, hat eine Ausbildung in traditioneller Thai-Massage und Aromatherapie

Grit Nusser und Sittipong Phukhamwong

Die traditionelle Thai-Massage
Nuad Phaen Bo'ran

Lockern Sie Blockaden im Körper und lassen die Energie fließen

Elisabeth Schnitzer,
danke, dass Du die Zeichnungen zum
Text gemacht hast

Hendrik Hilgers, ich danke Dir
für die Geduld und Hilfe bei der Überwindung der Tücken
des Computers

Bibliografische Infomation der Deutschen Nationalbibliothek
Die Deutsche Nationalbibliothek verzeichnet diese Publikation in der Deutschen Nationalbibliographie; detaillierte bibliografische Daten sind im Internet über http://dnb.d-nb.de abrufbar.

by
Grit Nusser
Sittipong Phukhamwong

Herstellung und Verlag:
BoD-Books on Demand

Norderstedt

ISBN 9783752644418

Inhaltsverzeichnis

Die traditionelle Thai-Massage (TTM) „Nuad Phaen Bo'ran"

„Nuad Phaen Bo'ran" bedeutet übersetzt etwa „Massage nach uraltem Muster". Die traditionelle Thai-Massage hat eine lange Geschichte und ist beeinflusst von verschiedenen asiatischen Kulturen, vor allem durch die Nähe zu China mit der traditionellen chinesischen Medizin (TCM) und der ayurvedischen Tradition in Indien mit den verschiedenen Übungen des Yoga.

Vermutlich haben buddhistische Mönche diese Massage-Technik von Indien über Burma (Myanmar) nach Ayutthaya, der alten Hauptstadt Siams (Thailand), gebracht, erst mündlich in Klöstern überliefert und später auf Palmblätter geschrieben. Viele dieser Schriften gingen bei der Zerstörung Ayutthayas 1767 durch Burmesen verloren. Im Tempel „Wat Pho" in Bangkok, eine der wichtigsten Schulen für „traditionelle thailändische Massage" wurden 1832 Schriften in 60 Steintafeln graviert und sind in diesem Tempel auch zu besichtigen.

Die „Traditionelle Thai Massage" hat zwei Hauptrichtungen:
- **Chaleeysak Massage:** eine ursprüngliche Technik, deren Kenntnis von einer Generation zur nächsten weitergegeben wurde. Es wurden eine Vielfalt von Techniken und Körperpositionen entwickelt.

Die vier Körperpositionen sind:
1. auf dem Rücken liegend
2. auf der Seite liegend
3. auf dem Bauch liegend
4. sitzend

Rachasamnak Massage: sie wurde am alten königlichen Hof von einem Physiotherapeuten modifiziert und weitergegeben. Sie ist ehrerbietig, sanft und präzise. Üblich sind hier drei Positionen.

Die drei Körperpositionen sind:
1. auf dem Rücken liegend
2. auf der Seite liegend
3. sitzend

Die Thai-Massage ist ein sehr wichtiger Teil des **traditionellen medizinischen Systems.**

Dazu zählt man
– Nuad Bo'ran = die Massage: sie wird in Thailand aber auch in den familiären Alltag integriert und dient vor allem der gesundheitlichen Vorsorge, der Entspannung und der Schmerzlinderung. Die Massage des gesamten Körpers stimuliert das Herz-Kreislauf-System und fördert die Durchblutung, hilft bei Schmerzen und entspannt. Dabei werden auch Dehn-, Streck- und Klopftechniken angewendet

– die Behandlung mit Heilkräutern
– die gesunde Ernährung
– spirituelle Praktiken des Theravada Buddhismus

Die traditionelle Thai-Massage basiert, ähnlich wie in der Traditionellen chinesischen Medizin (TCM), auf der Vorstellung von fließender Energie im Körper, die in einem System von zehn „Energielinien", den „zehn Sen" (in der TCM = Meridiane), zu speziellen Energiepunkten, den „Marmapunkten" (in der TCM = Akupressurpunkte), führt.

- **Gesundheit** bedeutet, dass ein Gleichgewicht zwischen körperlicher und universeller Energie besteht, während
- **Krankheit** entsteht, wenn Energie nicht ungestört fließen kann

Dieses Konzept unterscheidet die traditionelle Thai-Massage von der im Westen üblichen Chiropraktik und Physio-Therapie, die sich an anatomischen Strukturen orientieren, während die Reflextherapie und Akupressur, sowie Konzepte des Streckens und Dehnens beim Yoga ihr ähneln.

Zu unterscheiden sind bei der TTM

- **neben der traditionellen Massage**

- **Thai Kräuterstempel-Massage:** Stoffbeutel werden mit speziellen Kräutern, Gewürzen, Früchten, Gräsern oder Blüten gefüllt, im Dampf auf 70°C erhitzt und auf die verspannte Muskulatur gedrückt. Sie lösen Verspannungen, lindern Schmerzen, verstärken die Durchblutung und haben eine beruhigende und entspannende Wirkung.

  Stellen Sie sich selbst Kräuterstempel her: nehmen Sie einige trockene Kirschkerne oder einen Löffel Reiskörner und legen Sie sie in die Mitte eines etwa 10 x 10 cm großen Baumwolltuchs (Stofftaschen-tuch) und binden mit einem festen Baumwollfaden zu einem Säckchen zusammen. Vor der Anwendung erwärmen Sie den Kräuterstempel in der Mikrowelle

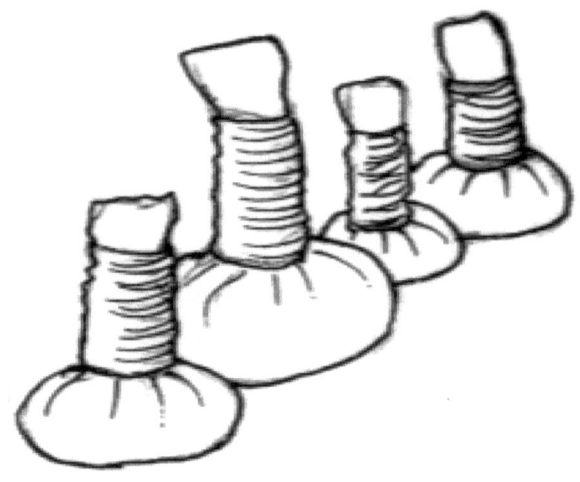

– **Thai-Öl-Massage:** spezielle Aromaöle lockern die verspannte Muskulatur, helfen bei Verdauungs- beschwerden und schlechtem körperlichen Befinden

– **Tok-Sen-Massage:** mit einem speziellen Hammer aus Redwood oder Tamarinholz und Holzkeil werden die Sen (Energie-Linien) beklopft. Dies bewirkt eine Lockerung der Muskulatur, löst Verspannungen und bewirkt eine Schmerzlinderung

– **Thai-Yoga-Massage** ist eine einzigartige und sehr wirksame Kombination von Akupressur, sanftem Stretching und Yoga. Es ist eine seit dem 3. Jahrhundert bekannte Heilkunst, die vor allem in Tempeln und Klöstern praktiziert wurde und wird als spirituelle Technik gesehen.

Die Massage behandelt das System der 10-Energie-linien, den Sen, durch die die Energie durch den Körper fließt. Blockaden sind Ursache von Schmerzen und Krankheiten.
Hände, Füße und Ellbogen drücken wichtige Punkte entlang dieser Linien, kombiniert mit Stretching und Yoga.

Diese Massage-Form ist geeignet bei
- Schulter-, Rücken-, Nackenschmerzen
- Kopfschmerzen und Migräne
- Ischialgie
- Verdauungs-Probleme
- Asthma
- Erschöpfung
- Schlaflosigkeit

Die 10 Energielinien, den Sen

Nach der Theorie der der TTM, der Traditionellen Thai-Massage, wird – ähnlich wie in der Philosophie des indischen Yoga – Energie (Prana) über die Atmung und Nahrung aufgenommen und über Energiebahnen, den Sen, im Körper verteilt.

Diese Sen beginnen in der Nähe des Bauchnabels und führen Energie in unterschiedlichen Richtungen durch den Körper. Bei Blockaden entstehen Schmerzen oder Krankheiten. Durch Streckung, Dehnung und Klopfungen werden Blockaden gelöst und der Energiefluss angeregt.

Die Wirkung der traditionellen Thai-Massage

- Durch die Massage der Energiepunkte wird nach Vorstellung der ayurvedischen Philosophie (Indien) dem Körper durch die vertiefte Atmung „Prana" (Lebensenergie) zugeführt

- die Behandlung der Energiepunkte löst Blockaden und regt den Energiefluss an

- die Massage besteht aus verschiedenen vom Yoga abgeleiteten Dehn- und Streckübungen, die einen Einfluss auf Skelett und muskuläre Entspannung haben und so auch auf die Körperhaltung wirken

- durch die Rotation der Gelenke wird vermehrt Synovialflüssigkeit (Gelenkschmiere) gebildet

- Positionen, in denen die Beine angehoben werden, fördern die Durchblutung und den Lymphfluss

- die traditionelle Thai-Massage entspannt bei oberflächlicher Manipulation, während kräftige, in die Tiefe gehende Griffe therapeutisch wirksam sind

Die Wirkung auf den Körper

1. **Kreislaufsystem:** Verbesserung des Blutkreislaufs, Stimulierung des Lymphflusses, Erwärmung des massierten Bereichs, Reduzierung von Ödemen

2. **Muskulatur:** Stärkung, Verbesserung der Elastizität und Entspannung der Muskulatur; Entgiftung, Versorgung der Muskeln mit Sauerstoff, Entspannung und Lösung der verklebten Fascien (Bänder), die die Muskeln und Organe umgeben.

3. **Nervensystem:** Anregung und Verbesserung der Aktivität, Schmerzlinderung, Kopfschmerzen

4. **Atmungssystem:** Entspannung und Vertiefung der Atmung

5. Anregung des **Stoffwechsel**

6. Hilfe bei **Magen-Darmerkrankungen, Übelkeit**

7. **Haut:** Verstärkte Hautdurchblutung, Verbesserung des Aussehens

Kontraindikationen

1. **Fieber:** KEINE MASSAGE

2. **Verletzungen oder Entzündungen der Muskeln und Sehnen:** bei alten Verletzungen ohne Rötung heiße Kompressen
bei akuten Verletzungen und Entzündungen mit Rötung und Wärme kalte Kompressen: KEINE MASSAGE

3. bei **rheumatischen Erkrankungen mit Entzündung** von Gelenken und Muskeln

4. **Knochenbrüche, Verstauchungen und Verrenkungen:** KEINE MASSAGE IM VERLETZTEN BEREICH

5. nach **Operationen** und **schweren Venenleiden**

6. **Infektiöse Hauterkrankungen:** KEINE MASSAGE IM BETROFFENEN BEREICH

7. **Alkohol- oder Drogenvergiftung**

8. **Bei leichten Herzerkrankungen, Diabetes, Krebs oder anderen sensiblen Konditionen** Anwendung spezieller Techniken

9. **Hunger oder voller Bauch** stören bei der Massage

10. Achten Sie auf eine **entspannte Position** während der Massage!

Achtung: Sollten Sie unsicher sein, so fragen Sie Ihren Hausarzt!

Die Technik der Thai-Massage

- Sie unterscheidet sich stark von der im Westen entwickelten und praktizierten Massagetechnik

- da oft spezielle Bewegungen ausgeführt werden, ist es angenehmer, wenn in der Regel der zu Behandelnde bequem bekleidet massiert wird

- sie wird meist auf einer Bodenmatte ausgeführt

- achten Sie auf eine angenehme Raumtemperatur und auf warme Hände während der Massage

- Öl oder andere Gleitstoffe werden in der Regel nicht verwendet

- die Massage mit speziellen Aroma-Ölen ist eine Sonderform der TTM

- die Massage geschieht sehr langsam, fast meditativ. Eine typische Behandlung kann auch über zwei Stunden dauern

- massiert werden Energieleitbahnen und Energieleitbahnen mit rhythmischen Druck, Kompression, Dehnung und Streckung, mit Händen, Daumen, Füßen, Ellbogen, Unterarmen und Knie

- durch Drehungen, Strecken und Beugen der Wirbelsäule wird die Beweglichkeit gefördert

- obwohl die Behandlung sich vor allem an den physischen Körper wendet, richten sich Fokus und Absicht der Behandlung vor allem auf den energetischen Körper und den Geist

- die wesentliche Absicht der Thai-Massage ist: Balance und Harmonie für Körper, Geist und Seele herzustellen und dadurch einen tiefen Heileffekt zu erzielen

Die Griffe

Wir unterscheiden dabei zwei Formen in der Thai-Massage
1. der direkte und
2. der indirekte Druck (strecken und dehnen)

Der direkte Druck

Mit Daumen, Fingern oder Ellbogen wird Punkt für Punkt sehr stark gedrückt, während größere Bereiche mit der Handfläche, der Ferse oder den Fußsohlen bearbeitet werden. Hier ist der Druck oberflächlicher.

- **Druck mit einem Daumen:** beginnend mit leichtem, dann steigernd mit immer stärkeren Druck auf einem Punkt oder auch zirkulierend um einem Punkt

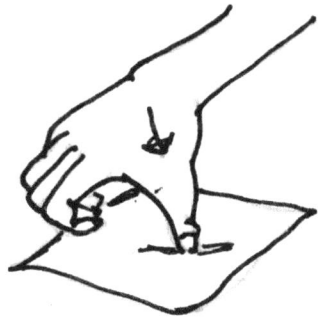 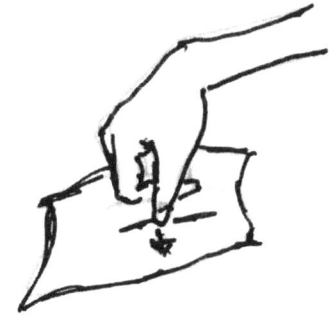

- **Druck mit beiden aneinander gelegten Daumenspitzen,** während die übrigen Finger gegenhalten

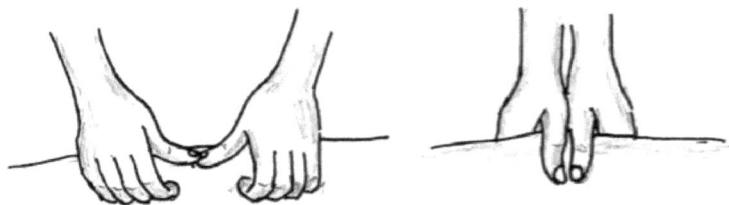

- **Druck mit beiden parallel gelegten Daumen,** gleichzeitig, während die anderen vier Finger jeder Hand auf der gegenüber liegenden Seite des Körperteils (Arm, Bein...) gegenhalten

- **starker Druck mit übereinander gelegten Daumen**

- **wandernder Druck,** abwechselnd mit den Daumen

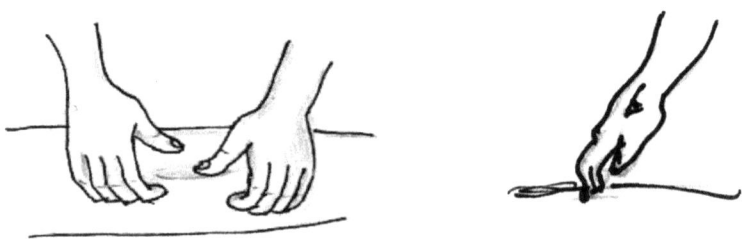

- **Druck mit der Fingerspitze,** ideal für eine mehr oberflächlichere Massage mit dem Zeigefinger, für eine tiefer gehende Massage verwenden Sie den Mittelfinger

- **Druck mit der Handfläche** bei der Massage größerer Flächen des Körpers: z.B. mit einer **Handfläche** oder, für einen stärkeren Druck, mit **übereinander gelegten Handflächen** an Armen oder Beinen

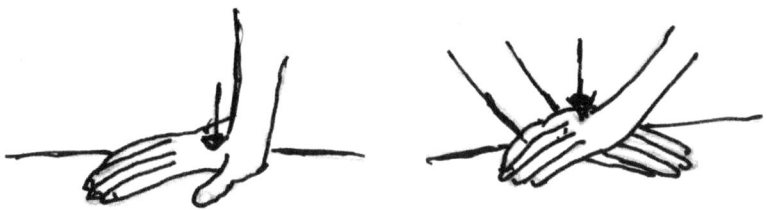

- für den Rücken verwendet man die sogenannte **Butterfly-Technik,** bei der sich die Handgelenke berühren und die Finger jeder Hand nach außen zeigen

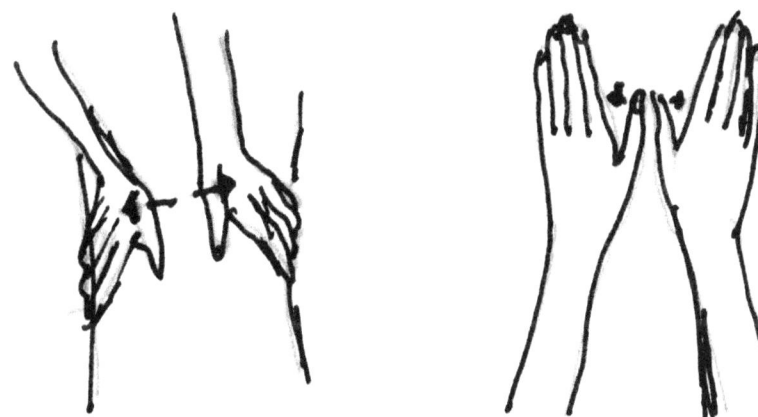

- **mit beiden Händen** gleichzeitig **drücken und ziehen** (z.B. Arme oder Beine) oder **greifen und ziehen**

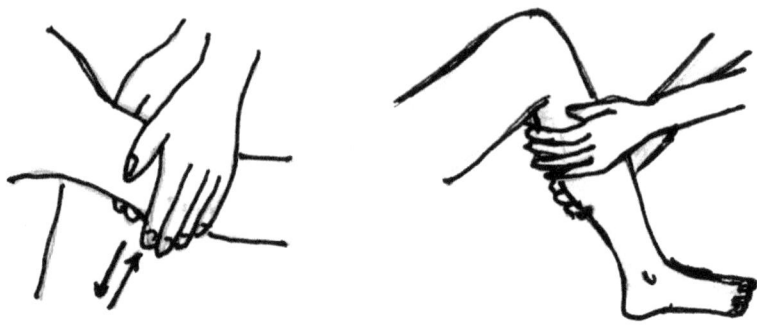

- **drücken und schieben** mit den Fingerspitzen, mit einer oder beiden Händen

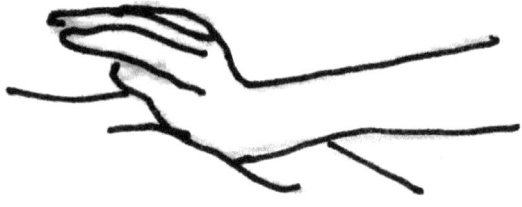

- **kneten mit einer oder beiden übereinander gelegten Händen**

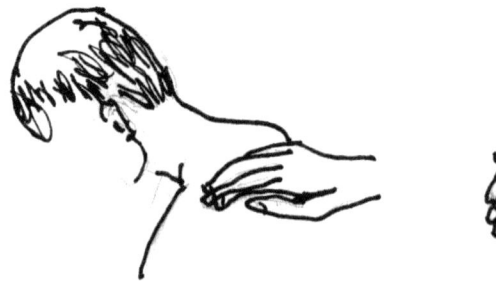

- **schlagen:** lindert Muskelschmerzen und -krämpfe, hilft bei Erschöpfung und wirkt anregend.
Hier gibt es verschiedene Möglichkeiten:
1. schlagen mit der hohlen Faust: wird üblicherweise nach der Anwendung von Drucktechnik durchgeführt, um die Energie zu verteilen. Dabei wird eine lose Faust gebildet und mit dem Handballen oder den Knöcheln entlang der Punkte oder Energielinien geschlagen
2. schlagen mit der gekrümmten Handflächen: wird sehr leicht und rhythmisch und weniger heftig als mit der Faust geschlagen, generell nach den direkten Druckmassagen
3. schlagen mit der Handwurzel
4. schlagen mit dem Handrücken
5. schlagen mit der Handkante der leicht geschlossenen Hände und locker gespreizten Fingern
- **Achtung:** über den Nieren sehr sanft hacken; nie direkt auf Knochen hacken!

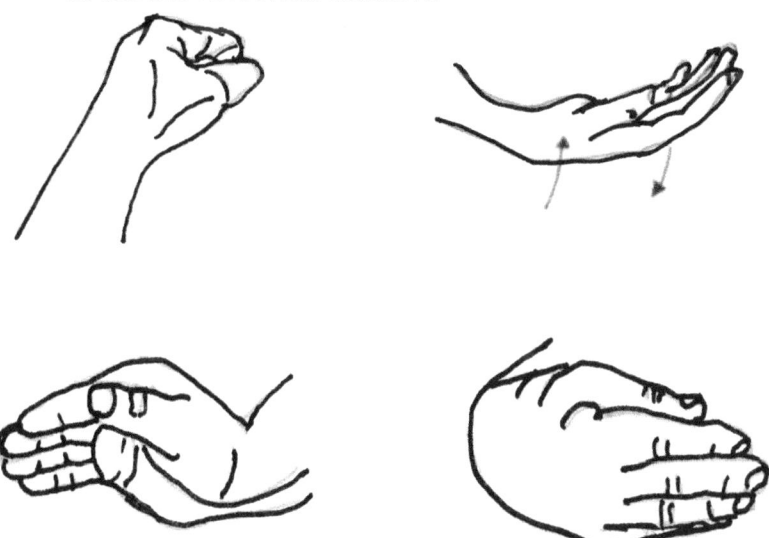

- **die Spiraltechnik** wird hauptsächlich zur Entgiftung der Haut angewendet. Dabei wird die Hand sanft über den Bauch geführt, um Blockaden in der Haut und dem Unterhautgewebe zu lösen.
Mit dem Mittelfinger oder den drei mittleren Fingern wird in kurzen, festen Kreisen im Uhrzeigersinn Punkt für Punkt massiert

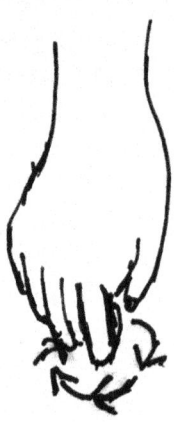

-

- **die Rolltechnik:** drücken Sie mit der Handfläche fest auf einen Punkt und rotieren sanft. Diese Technik eignet sich für den Bauch, dem Kniegelenk, den Knöcheln und der Schulter

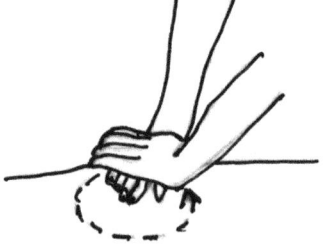 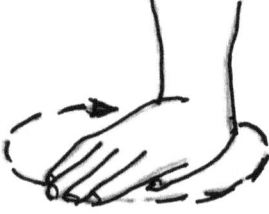

- **um die Muskeln zu lockern,** werden mit Daumen und Fingern die Muskeln gefasst und hin und her bewegt

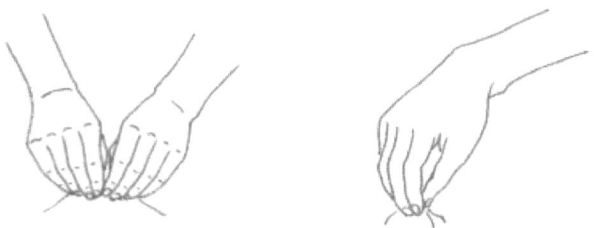

- **die Schütteltechnik mit den Handflächen** wendet man am Bauch an. Dabei werden beide Handflächen mit Druck auf den Bauch gelegt und vor und zurück geschüttelt

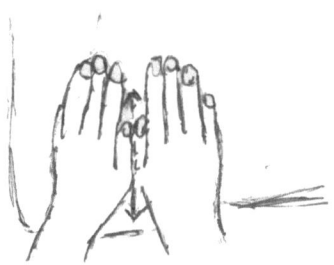

- **mit der Spitze des Zeige- oder Mittelfingers** drückt man auf einen Knoten oder ein betroffenes Areal, dabei bewegt man die Finger auf und nieder oder hin und her. Bei einem größeren Areal verwenden Sie drei Finger

- **mit dem Ellbogen** ist der Druck stärker, tiefer und effektiver und wird bei großen und schweren Körpern, bei muskulösen Körperteilen wie Oberschenkeln, beim Gesäß und oberem Schulterteil angewendet

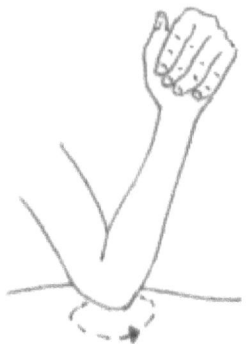

- Die schwer erreichbaren Zonen, wo die Benutzung des Ellbogens nicht effektiv ist, werden mit dem Daumen oder den Händen massiert

  Mit der Ellbogenspitze drückt man direkt oder spiralförmig sehr sanft und langsam, nach und nach den Druck steigernd, um Schmerzen zu vermeiden

- **die Press- und Rolltechnik mit dem Unterarm** wird für starken Druck und großen Zonen angewendet. Mit der Kante des Unterarms drückt und rollt man zwischen Innen- und Außenseite des Unterarms. Dabei bewegt man den Unterarm immer ein Stückchen weiter, bis die ganze Zone behandelt wurde. Der Vorteil: man benötigt weniger Druck als mit anderen Techniken

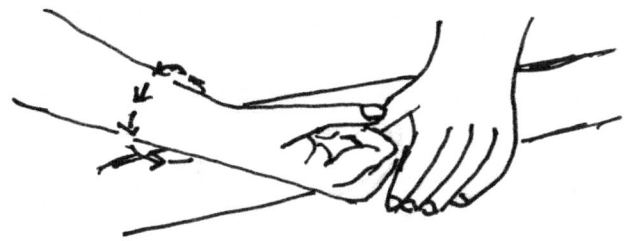

- **die Presstechnik mit dem Knie** wird vor allem für das Gesäß und Rückseite der Beine benutzt. Diese Technik wird oft mit anderen Dehn-Techniken verwendet. Dadurch wird ein tiefer Druck erzeugt und gleichzeitig sind die Hände frei für kontrolliertes Dehnen

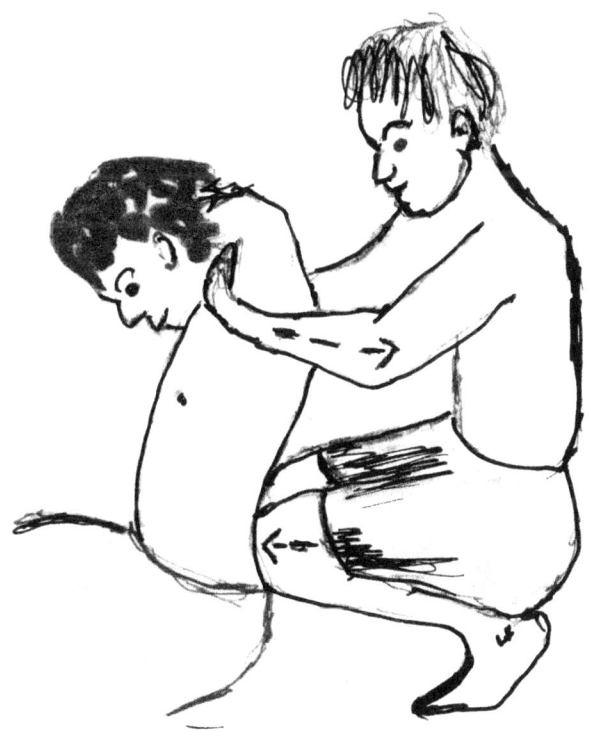

- **Gesäß-Presstechnik:** dadurch wird der Druck durch den Behandler ausgeübt. **Achtung!** Nicht anwenden, wenn das Gewicht höher als das des zu Behandelndes ist!

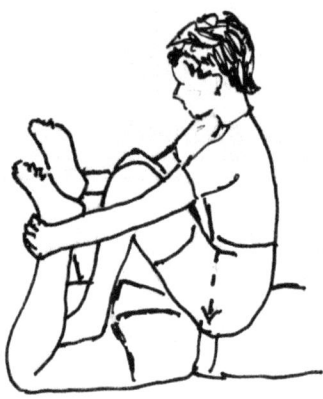

- die **Presstechnik im Stehen** eignet sich besonders für eine intensive Massage des Oberschenkels, des Fußes, des Rückens oder des Gesäßes. **Achtung:** Diese Technik sollte Fachleuten vorbehalten sein!

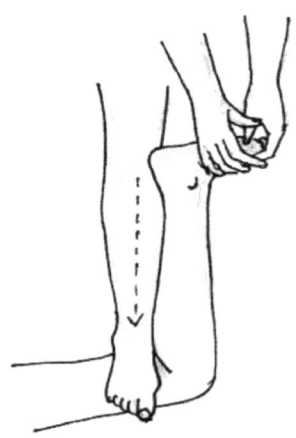

Der indirekte Druck = Strecken, Dehnen und Drehen

Die Massage wird meist auf einer Matte am Boden durchgeführt. Der zu Behandelnde ist mit leichter Hose, Frauen auch mit leichtem Hemd bekleidet.

Achten Sie darauf, dass die Übungen nicht ruckartig ausgeführt werden!

Diese Übungen öffnen eine Verbindung zwischen den verschiedenen Körperteilen. Sie sind sehr effektiv. Durch diese Techniken werden Teile des Körpers erreicht, die durch andere Massageformen unbehandelt bleiben.

TTM (Traditionelle Thai-Massage) bewirkt eine komplexe Interaktion zwischen Anwender und Empfänger. So muss der Behandler wissen, wie weit er gehen kann, um keinen Schmerz und keine Verletzungen zuzufügen.

Zu den Techniken zählen
- ziehen
- drücken
- heben
- schütteln
- drehen

Energie-Punkte, Energie-Linien und die Wind-Tore

Die Basis der **Traditionellen Thai-Massage** (TTM) ist das System aus dem Ayurveda mit 72.000 Energie-Linien, von denen aber nur 10 Linien (Sen) in der TTM angewendet werden. Auf diesen Sen liegen Energie-Punkte (Marma-Punkte), die vergleichbar mit den chinesischen Akupunktur-Punkten sind.

Über diese Sen und den Marma-Punkten wird der Körper mit Prana, der Lebensenergie, versorgt. Dies geschieht durch die TTM mit ihren Dehn- und Streckpositionen, sowie die durch den Druck auf bestimmte Marma-Punkte verstärkte Atmung.

Diese Vorstellung von einer energetischen Medizin ist konträr zur westlichen Medizin.

Energie-Punkte, Energie-Linien und Wind-Tore der Füße

– die Fußsohle und der innere Knöchel

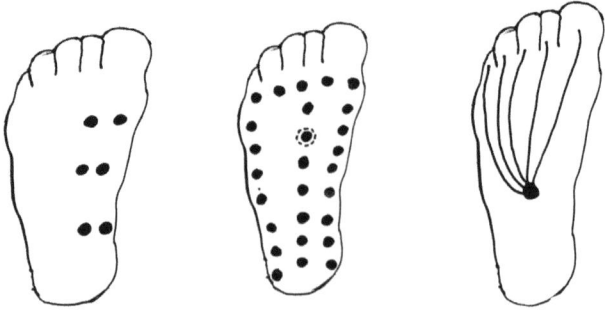

- die Sehne am Rist und den äußeren Knöchel

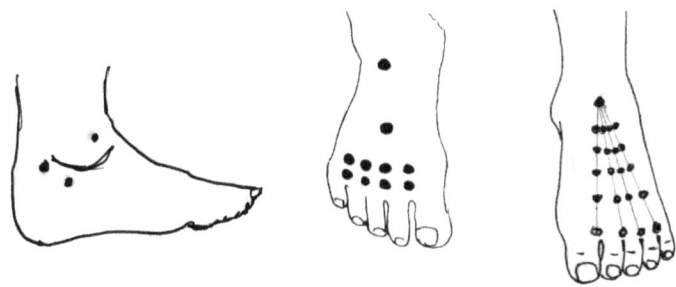

- das „Wind Tor" des Fußes befindet sich am inneren Knöchel in einer Vertiefung zwischen Knöchel und der Ferse

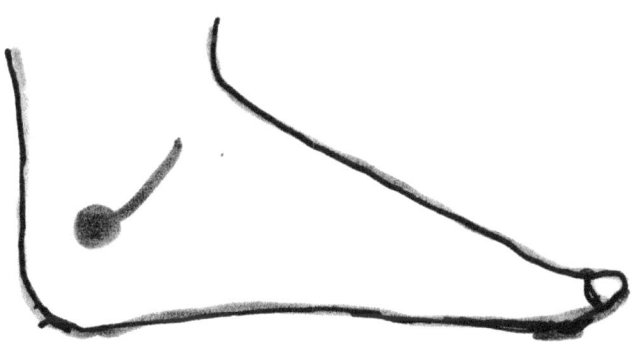

Energie-Punkte, Energie-Linien und die Wind-Tore der Beine

- **die Innenseite des Beins:** die 3 Energie-Linien beginnen um den inneren Knöchel und enden in der Leistengegend
- **die Außenseite des Beins:** die 3 Energie-Linien beginnen um den äußeren Knöchel und enden zwischen der äußeren Kante des Oberschenkels und der Leistengegend

- das „Wind Tor" der Beine befindet sich am Femoralis-Puls in der Falte zwischen Bein und der Leistengegend

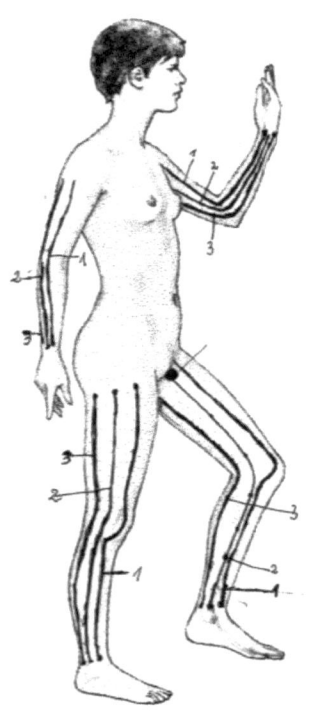

Energie-Punkte und Energie-Linien der Arme

Diese Sen führen Lebensenergie (Qi) zu den inneren Organen. Durch eine Massage werden Blockaden gelöst und der Energiefluss angeregt.

- die Innenseite der Arme
- die Außenseite der Arme
- der Ellbogen

Energie-Punkte und Energie-Linien der Hände, der Handgelenke und der Finger

- die Punkte der Handflächen
- die Energie-Linien der Handflächen
- die Energie-Linien des Handrückens

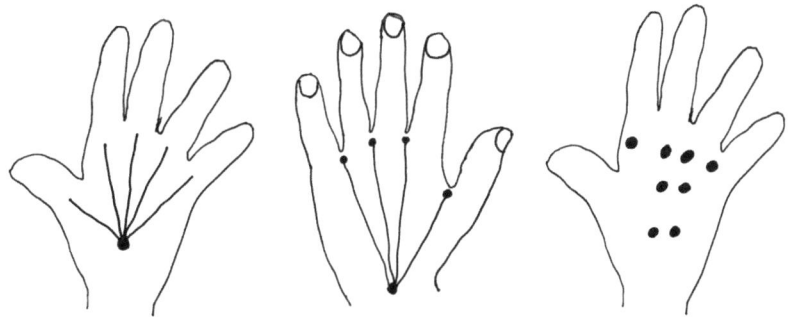

Energie-Punkte und Energie-Linien am Rücken

- die Energie-Linien des Rückens führen die 3. Energie-Linie des Beins fort. So führt die innere Linie 2-fingerbreit, die äußere Linie 4-fingerbreit von der Mitte der Wirbelsäule auf beiden Seiten nach oben.

  Sie sind die Hauptkanäle der Energie für den Körper. Sie stimulierenden den Energie-Fluss zwischen Rumpf und Beine und sind sehr wichtig für einen gesunden Körper. Rückenschmerzen können Ursache wie Folge von anderen Krankheiten sein

- Energiepunkte des oberen Rückens: der 1. und 2. Punkt befindet sich rechts und links der Wirbelsäule (WS) in Höhe zwischen 7. und 8. Brustwirbel (BW) der 3. und 4. Punkt befindet sich rechts und links der WS in Höhe zwischen 10. und 11. BW

- Energiepunkte in der Taille (auch Qi =Energie-Gürtel genannt) rechts und links der WS am 4. Lendenwirbel (LW)

- Energiepunkte des unteren Rückens, der Hüfte, des Gesäßes; des Kreuzbeins und an der Spitze des Steißbeins

Energiepunkt Hüfte

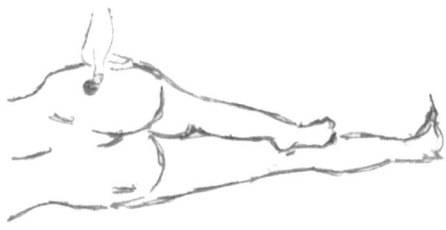

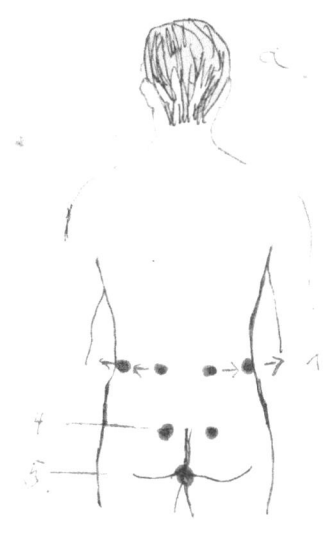 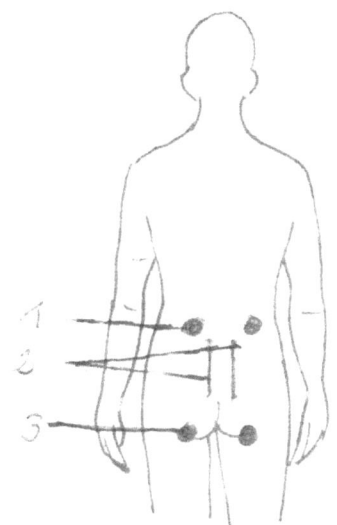

1 Energiepunkte Taille
2 Energielinien der Lende
3 Energiepunkte Sitzbeine
4 Energiepunkte Lende
5 Energiepunkt Steißbein

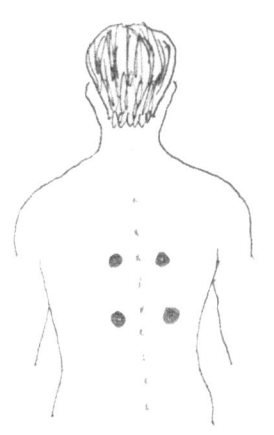 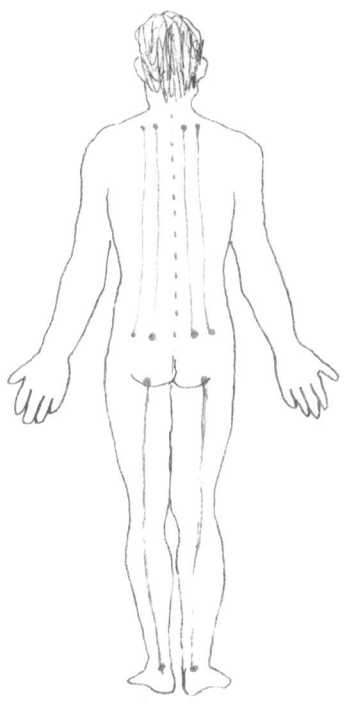

Energie-Punkte und Energie-Linien
der Schulter und des Schulterblatts, des
Nackens, des Kopfes und des Gesichts

Schulter, Schulterblatt und Nacken ist die Verbindung zwischen Armen und Rücken, sowie Rücken und Kopf. Die Schultern speichern die Spannung. Blockaden der fließenden Energie in diesem Bereich können zu Kopf- und Schulterschmerzen sowie steifen Armen führen.

1 + 2 + 3 Energielinien Schulter und Nacken
Energielinien Schulterblatt

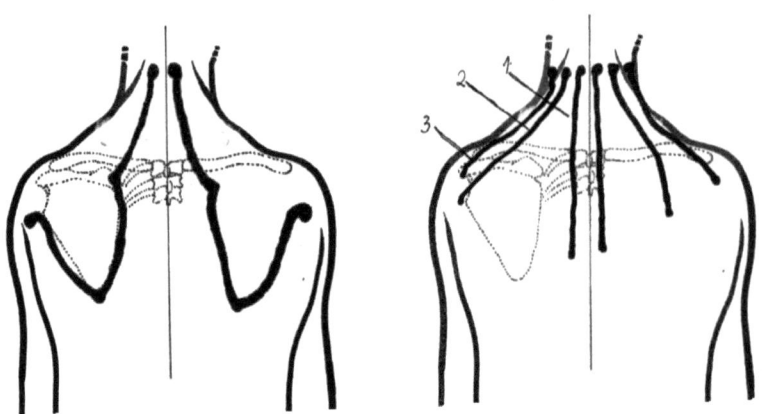

Energielinien Gesicht

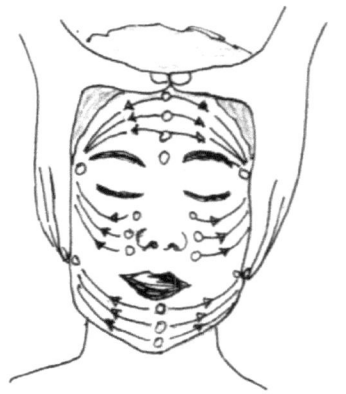

Energiepunkt hinter dem Ohr

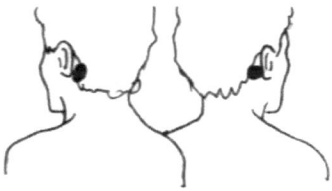

Energiepunkt am Schläfenbein

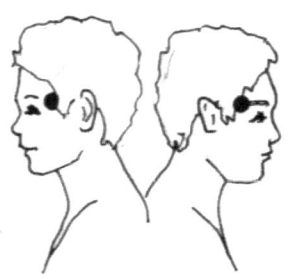

Energiepunkte Nacken und Energielinien vom Vorderkopf zum Hinterkopf

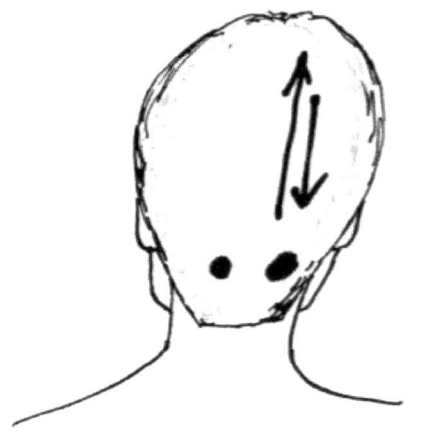

Kronenpunkt

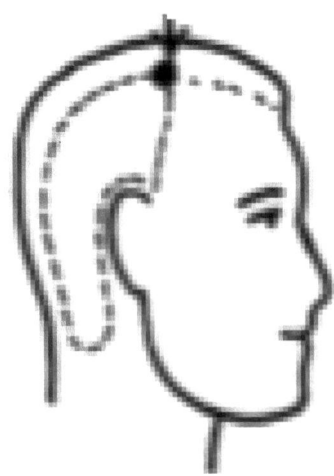

Der Rumpf

Der Rumpf des Menschen besteht aus
- Brust (Thorax) mit Lunge und Herz, geschützt durch Brustkorb und Brustbein
- Bauch (Abdomen) mit den Verdauungsorganen
- getrennt durch das Zwerchfell (Diaphragma).

Vorbereitung

Bitte beachten Sie folgende Hinweise:
- achten Sie auf kurze Fingernägel um Verletzungen zu vermeiden. Aus diesem Grund sollten Sie ebenfalls auf Ringe, Armreifen o.ä. verzichten
- die Hände sollen warm und sauber sein
- ziehen Sie ein kurzärmliges Shirt an, da selbst ein hochgerollter Ärmel während der Massage stören kann
- der Empfänger liegt auf einer Matte am Boden oder einer Massageliege
- achten Sie während der Massage auf eine angenehme Temperatur und eine entspannte Haltung des Empfängers.

Die Technik der Thai-Massage

1. **Rückenlage:** massieren Sie die Energielinien (Sen) an der Außenseite des rechten Beins

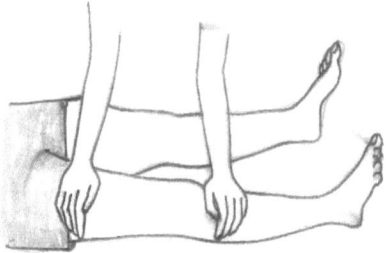

2. **Bauchlage:** massieren Sie die 2. und 3. Sen

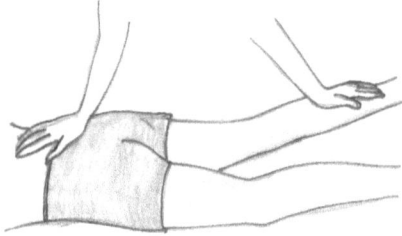

3. **Seitenlage:** massieren Sie die 1. und 2. Sen an der Außenseite des linken Beins; Seite wechseln

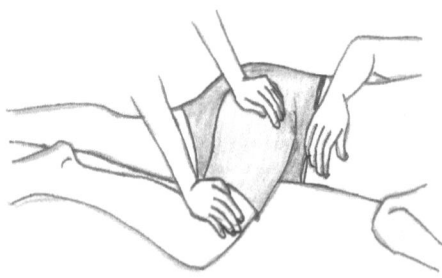

4. **Rückenlage:** strecken der Beine und pressen des Oberschenkels mit beiden Füßen des Behandlers

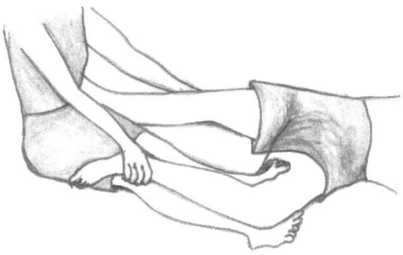

5. **Rückenlage:** strecken der Beine und pressen des Oberschenkels

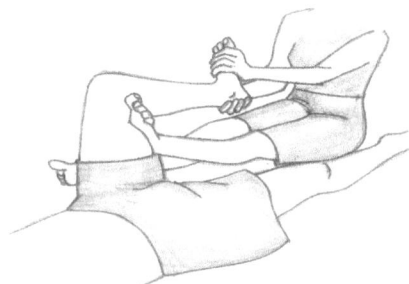

6. **Rückenlage:** öffnen des Wind-Tors zu den Beinen. Knien Sie sich zwischen die Beine und drücken Sie ca. eine Minute fest auf den Punkt

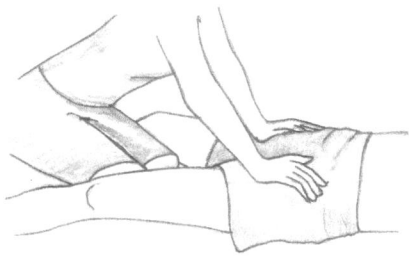

7. **Bauchlage:** dehnen des Oberschenkels: knien Sie zwischen den Beinen des zu Behandelnden, rechtes Bein abwinkeln; halten Sie mit beiden Händen den Fuß und drücken mit dem linken Fuß auf den Oberschenkelmuskel

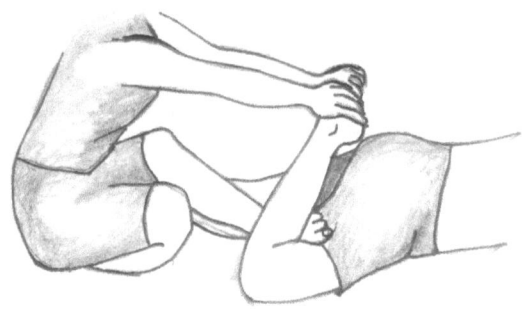

8. **linke Seitenlage:** dehnen des unteren Rückens, des Gesäßes und des Oberschenkels. Knien Sie zwischen den geöffneten Beinen, umfassen den Oberschenkel mit Ihrer linken, den Unterschenkel mit der rechten Hand und ziehen das Bein zu sich; wechseln Sie die Seite

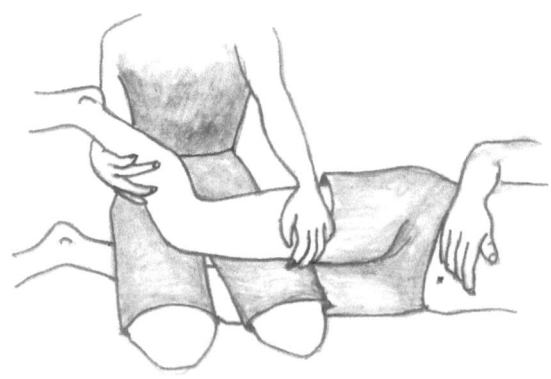

9. **linke Seitenlage:** dehnen des unteren Rückens, des Gesäßes und des Oberschenkels. Knien Sie hinter dem zu Behandelnden in Höhe des Gesäßes; stabilisieren Sie das Kreuz mit Ihrem Knie, mit Ihrer linken Hand stabilisieren Sie die Schulter, während Ihre rechte Hand den Unterschenkel umfasst, hochhebt und zu Ihnen zieht; wechseln Sie die Seite

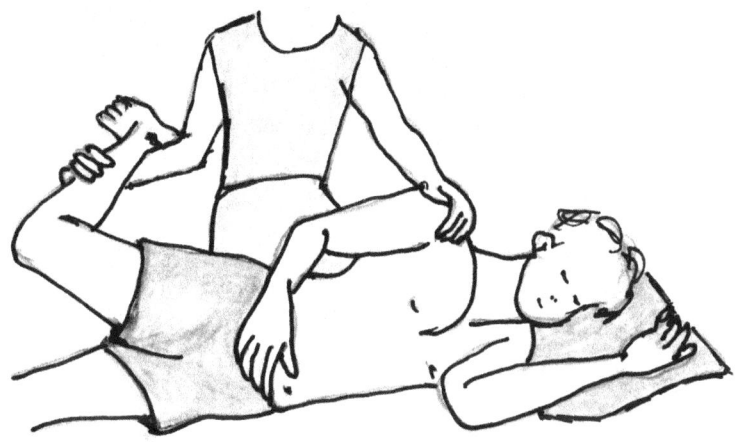

10. **Bauchlage, Arme seitlich neben dem Kopf:** massieren Sie die Taille

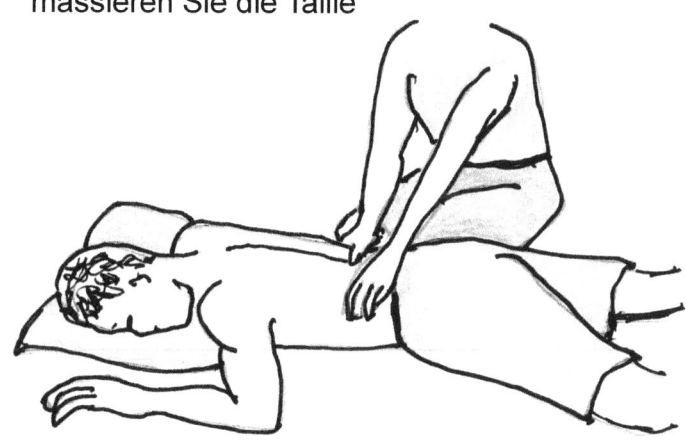

11. **Bauchlage, Arme seitlich neben dem Kopf:** massieren Sie die 4 Sen am Rücken und die 1. und 2. Sen der Arme

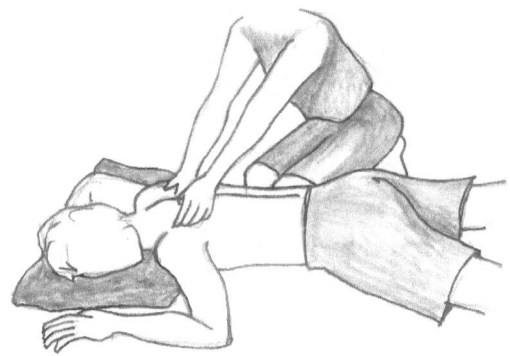

12. **linke Seitenlage:** dehnen des unteren Rückens, des Gesäßes und des Oberschenkels. Knien Sie hinter dem zu Behandelnden in Höhe des Gesäßes; stabilisieren Sie das Kreuz mit Ihrem Knie, mit Ihrer linken Hand stabilisieren Sie die Schulter, während Ihre rechte Hand den Unterschenkel zu Ihnen zieht; wechseln Sie die Seite

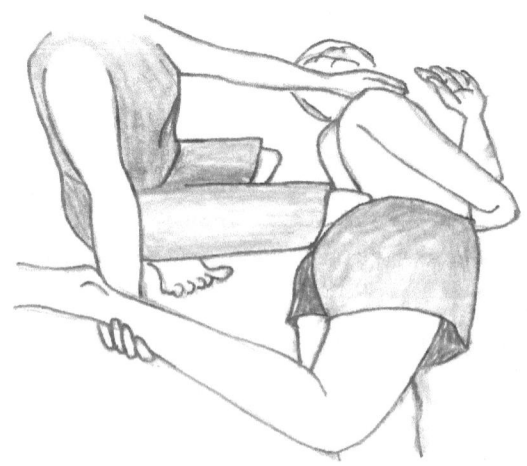

13. **linke Seitenlage, linker Arm abgewinkelt neben dem Kopf, rechter Arm über dem Kopf**: dehnen der Taille. Knien Sie hinter dem zu Behandelnden in Höhe des Gesäßes; stabilisieren Sie das Kreuz mit Ihrem Knie, mit Ihrer linken Hand stabilisieren Sie den rechten Arm, mit Ihrer rechten Hand schieben Sie die Taille in Richtung Bein. Seite wechseln

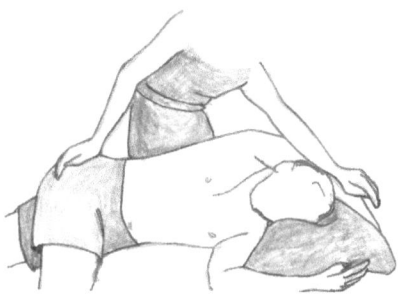

14. **Rückenlage:** öffnen des Wind-Tors des Arms. Der linke Arm wird gestreckt, die Handfläche nach oben, geben Sie nun Ihre linke Hand an die Schulter und legen Ihre rechte Handfläche auf die Hand des zu Behandelnden, ca. 30 – 60 Sekunden. Seite wechseln

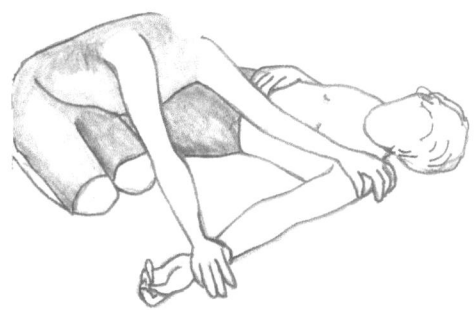

15. **Rückenlage:** massieren Sie die Sen der Innenseite der Arme

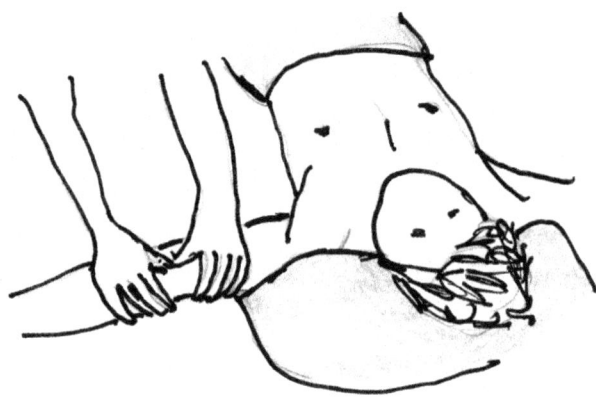

16. **linke Seitenlage:** dehnen der Schulter und des Arms. Das rechte Bein wird abgewinkelt über das gestreckte linke Bein gelegt, der rechte Arm wird an die linke Schulter gelegt. Knien Sie neben dem linken Bein, nehmen den linken Arm und strecken ihn. Seite wechseln

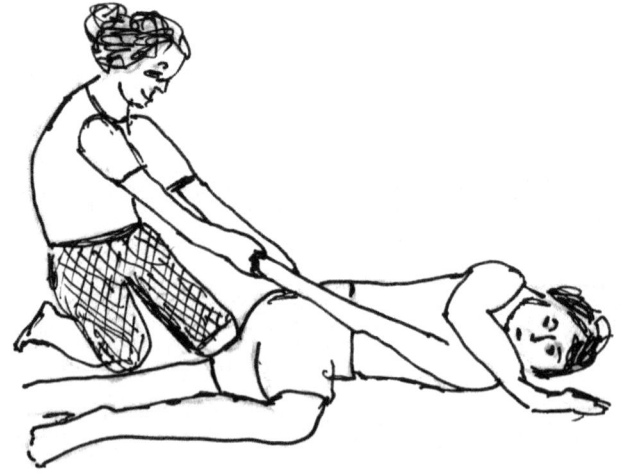

17. **„Schneidersitz":** dehnen der seitlichen Nackenmuskulatur. Knien Sie hinter dem Rücken, legen den rechten Arm auf die rechte Schulter, den linken Arm auf die linke Kopfseite und drücken **vorsichtig** den Kopf zur Seite, langsam bis fünf zählen und loslassen, wiederholen, dann Seite wechseln

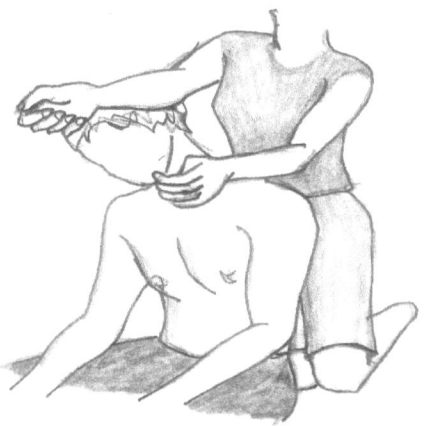

18. **Sitzen:** Massage des „Kronen-Punktes" und der 3 Sen des Kopfes. Stehen Sie am Rücken, massieren Sie beidseitig die Punkte und Linien am Kopf. Es ist angenehmer, wenn sie ein sauberes Tuch während der Massage auf den Kopf legen.

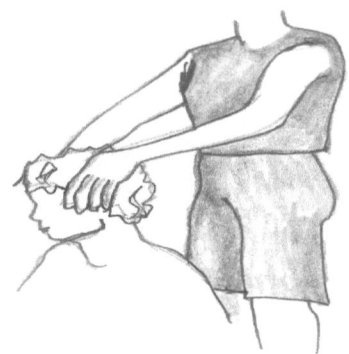

Behandlungsvorschläge für die Behandlung im Alltag

Diese Vorschläge helfen Ihnen verschiedene Beschwerden zu lindern. Sie können in dieser Reihenfolge, aber auch nach Ihren eigenen Vorstellungen und Erfahrungen vorgehen.

Sie **ersetzen jedoch keine Ausbildung** in der traditionellen Thai-Massage, die Sie benötigen, wenn Sie professionell behandeln wollen.

Entspannung bei Muskelschmerzen am Unterschenkel

- **Rückenlage:** legen Sie unter beide Unterschenkel ein Kissen
- reiben Sie mit der Handfläche entlang des Muskels
- hacken Sie mit beiden Händen entlang der Muskulatur auf und ab
- streichen Sie die Muskeln leicht aus

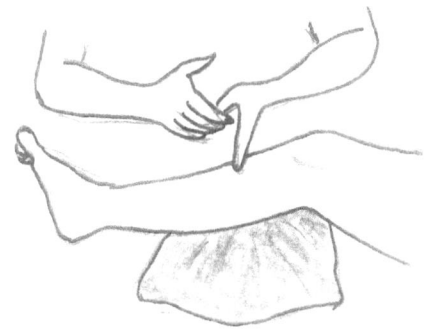

Linderung bei schmerzenden Knien

- **Rückenlage:** reiben Sie mit der Handfläche um das Knie
- massieren Sie mit vier Fingern rund um das schmerzende Knie
- streichen Sie aus

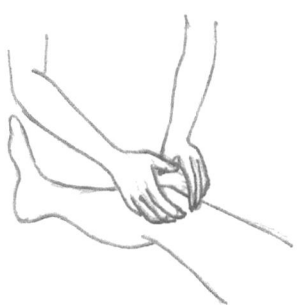

Entspannung der schmerzenden Oberschenkelmuskeln

- **Rückenlage:** stellen Sie das Bein auf
- kneten und walken Sie die Oberschenkelmuskulatur
- kneifen und ziehen Sie an den Muskeln
- drücken Sie kräftig die schmerzenden Stellen

- wiederholen Sie es 3 x
- streichen Sie kräftig aus

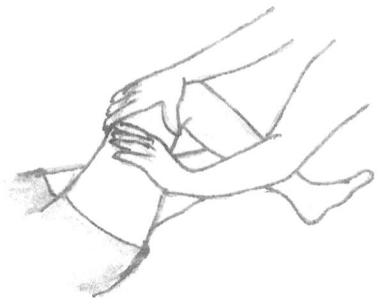

Müde Beine

- **Bauchlage:** pressen Sie mit den Daumen beide Unterschenkel gleichzeitig entlang der Punkte (siehe Zeichnung)
- streichen Sie aus

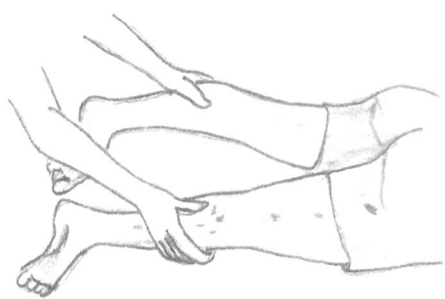

Beschwerden der Halswirbelsäule (HWS) und des Nackens

- **Sitzen:** nehmen Sie die HWS zwischen Daumen und Fingern
- drücken Sie mit Daumen und Fingern von oben nach unten in die Muskeln beider Seiten (3 x wiederholen)

- geben Sie die rechte (bzw. linke) Hand an die Stirn, nehmen Sie den Nacken zwischen linken (bzw. rechten) Daumen und den Fingern und schieben zur HWS Zentimeter für Zentimeter von oben nach unten (3 x wiederholen)
- hacken Sie mit mit beiden gekrümmten, geschlossenen Händen entlang der beiden Seiten des Nackens und der Schultern
- streichen Sie aus.

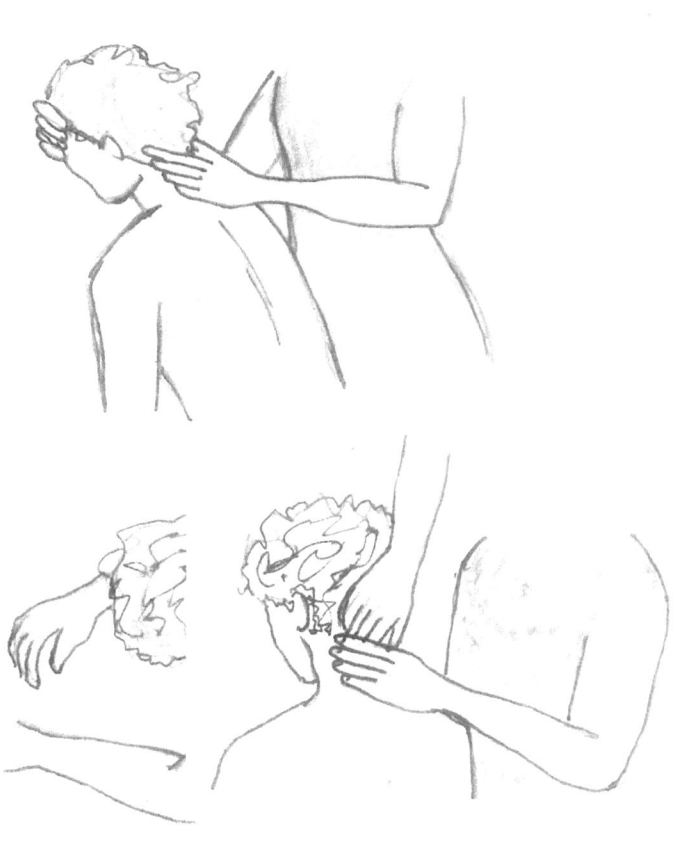

Schulter – Arm – Beschwerden

- **Rückenlage:** reiben Sie kräftig den Arm vom Handgelenk bis zur Schulter

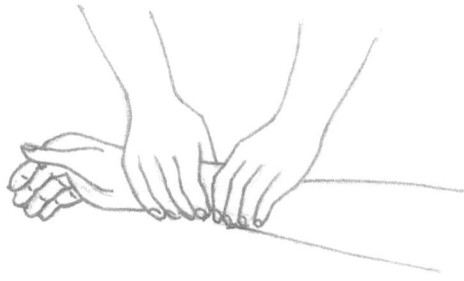

- umfassen Sie mit beiden Händen den rechten Arm, beginnen Sie ab Höhe des Handgelenks mit der Knetung bis zur Schulter (3 x wiederholen)

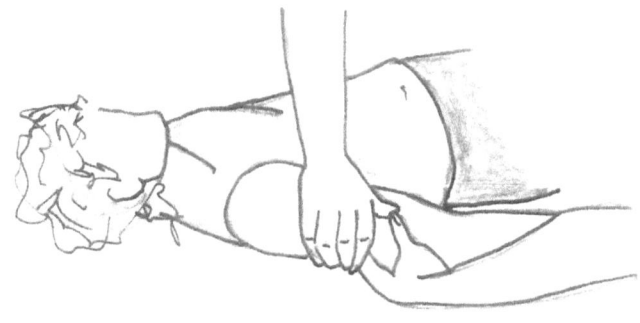

- drücken Sie kräftig mit dem Daumen die schmerzenden Punkte am Arm (zählen Sie dabei langsam bis 5)

- hacken Sie vom Handgelenk zur Schulter und zurück

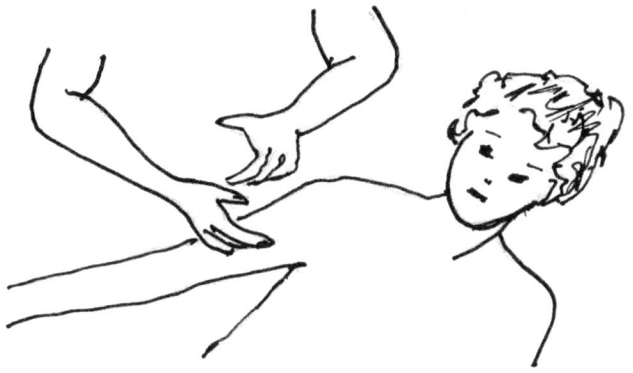

– wiederholen Sie es am linken Arm

– **Bauchlage:** kneifen Sie mit beiden Händen seitlich
der Achsel zum Oberarm und zurück (mehrmals)

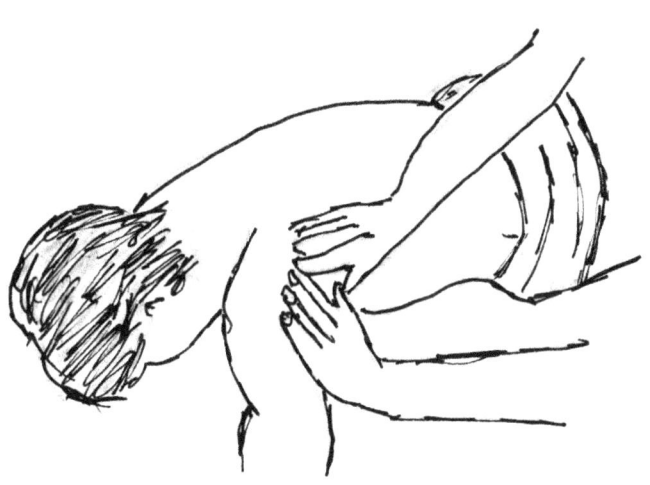

- **Sitzen:** stellen Sie sich an die rechte Seite, umfassen Sie mit der rechten Hand die Schulter und pressen mit dem rechten Daumen den schmerzenden Punkt am Schultergelenk (siehe Zeichnung)
- mit der linken Hand umfassen Sie das rechte Handgelenk und führen den rechten Arm vorsichtig auf den Rücken (siehe Zeichnung)

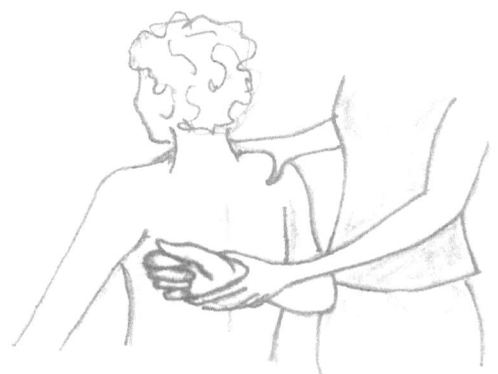

- umfassen Sie mit der rechten Hand die rechte Schulter und schieben Sie mit dem linken Daumen über das Schulterblatt (siehe Zeichnung)

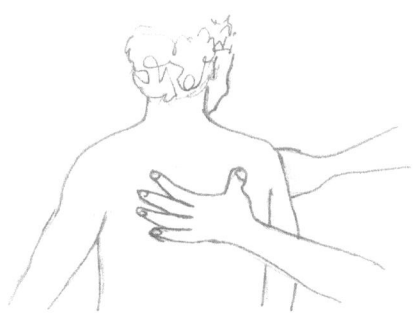

–   stellen Sie sich an die rechte Seite des Rückens,
    umfassen mit der linken Hand den oberen Teil des
    Schultergelenks und mit der linken Hand den
    Ellbogen und kreisen den Arm. Versuchen Sie, die
    Kreise größer zu machen (siehe Zeichnung)

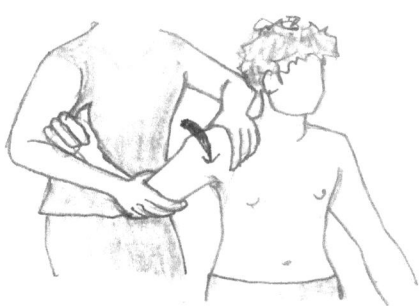

–   falten Sie beide Hände zusammen und legen Sie sie
    auf die Schulter reiben Sie mit den zusammenge-
    falteten Händen von der Schulter zum Handgelenk
    (3 x wiederholen)

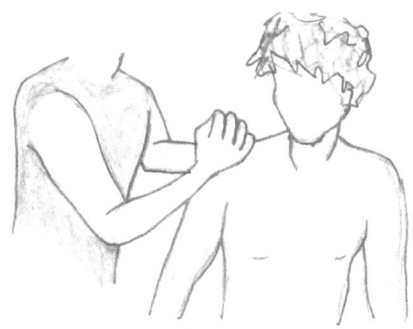

- wiederholen Sie diese Schritte auf der anderen Seite

- stellen Sie sich an den Rücken, legen rechts und links die Hände auf die Schulter (siehe Zeichnung) und pressen und lösen die Daumen im Wechsel die schmerzenden Punkte

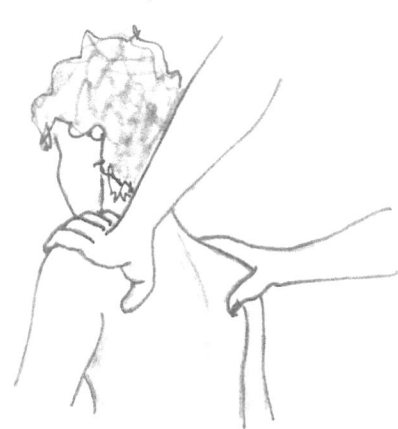

- hacken Sie entlang beider Schultern

Rückenschmerzen

– **Bauchlage:** drücken Sie sanft mit den Daumen auf den Punkt zwischen Achillessehne und äußerem Knöchel

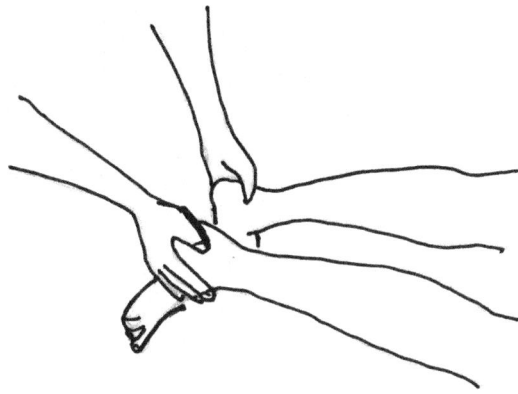

– hacken Sie mit beiden Händen die Muskulatur seitlich der Wirbelsäule (WS) vom Steißbein zur Brustwirbelsäule (BW) und zurück

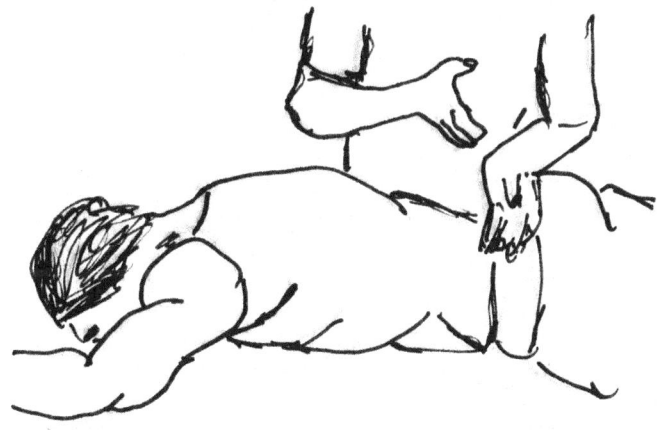

–   kneifen Sie mit beiden Händen die Muskulatur
    seitlich der WS vom Steißbein zur BW und zurück

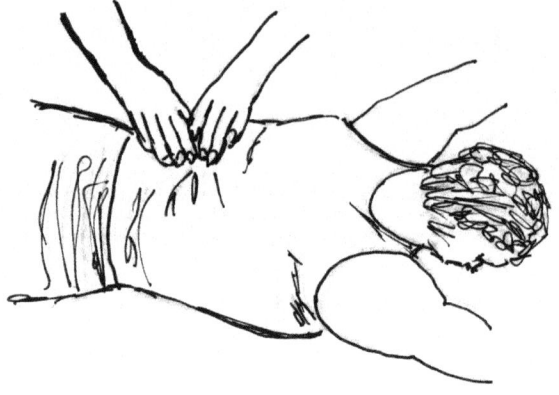

–   pressen und drücken Sie die Gesäßhälften
    zusammen (bei Hüftschmerzen)

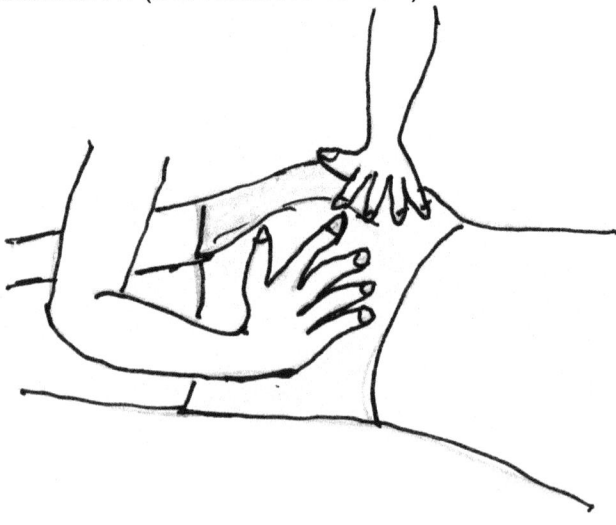

–   streichen Sie aus

Anregung des Blutkreislaufs

- **Rückenlage:** drücken Sie mit den Daumen Punkte unterhalb des Schlüsselbeins jeweils ca 5 Sekunden
- reiben Sie mit den Handflächen mehrmals langsam beidseitig von der Taille in Richtung Schulter

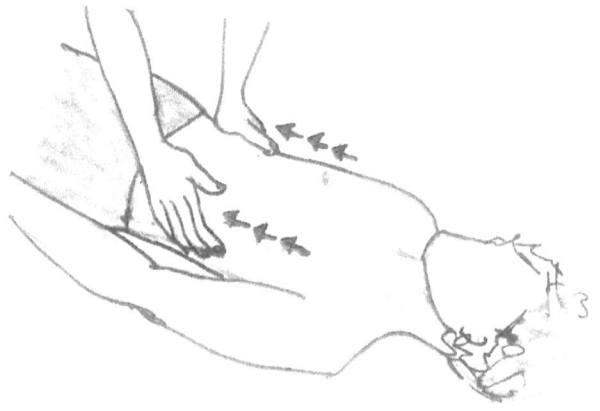

- reiben Sie langsam mehrmals beidseitig von der Schulter Richtung Taille

Öl – Massage

Bei der Öl-Massage kombinieren Sie die TTM mit verschiedenen Massage – Ölen.

Welche Öle werden verwendet?
Es gibt Öle für eine allgemeine Massage und Öle für unterschiedliche Hauttypen und Indikationen.

- **Süßes Mandelöl:** geeignet für die meisten Hauttypen, besonders bei trockener und juckender Haut. Hat eine entzündungshemmende Wirkung
- **Aprikosenkern-Öl:** geeignet für alle Hauttypen, besonders für vorzeitig gealterter, trockener, empfindlicher oder entzündeter Haut Vermindert Stress und sorgt für Ausgeglichenheit
- **Avocado-Öl:** geeignet für die meisten Hauttypen, muss jedoch mit einem Raps-, Oliven- oder Sonnenblumenöl 1:10 verdünnt werden
- **Eukalyptus-Öl:** hilft bei Atemwegserkrankungen, Husten, Bronchitis und bei Muskelschmerzen, auch bei Müdigkeit und Erschöpfung
- **Jojoba-Öl:** wirkt antibakteriell, bringt Gehirn und Hypophyse ins Gleichgewicht, unterstützt die Behandlung von Hauterkrankungen wie Ekzeme, Akne... Wird pur oder gemischt mit anderen Ölen angewendet
- **Kamillen-Öl:** wirkt beruhigend und entkrampfend, hilft bei Muskel- und Kopfschmerzen
- **Kiefern-Öl:** schmerzstillend bei rheumatischen Beschwerden. Vorsicht: kann bei empfindlichen Menschen zu Hautreizungen führen
- **Oliven-Öl:** gute Qualität ist geeignet für alle Hauttypen und kann mit anderen Ölen gemischt werden. Wärmt und hilft bei Steifigkeit

- **Erdnuss-Öl: Achtung:** nicht geeignet bei einer Allergie gegen Erdnüsse! Eignet sich sonst für alle Hauttypen. Wirkt entzündungshemmend, wird angewendet bei Arthritis und Bursitis
- **Sesam-Öl:** wirkt entzündungshemmend und fungizid, verbessert die Haut bei vorzeitiger Alterung, hilft bei Rheuma und Arthritis
- **Sonnenblumen-Öl:** geeignet für alle Hauttypen; wird
  jedoch schnell ranzig
- **Arnika-Öl (Rot-Öl):** pflegt die Haut und wirkt gut bei Verletzungen

Während der Massage legen Sie eine leichte Decke über den nackten zu Behandelnden (Slip bleibt an).

Geben Sie auf Ihre Hände angewärmtes Massage-Öl und massieren es leicht ein. (Tipp: füllen Sie das Öl in ein Baby-Fläschchen und stellen es in einen Fläschchen-Wärmer, so haben Sie immer ein angenehm lauwarmes Öl)

Bitte beachten Sie die Zeichnungen und die angegebene Massagerichtung.

Bauchlage, Kissen unter die Füße

1. Legen Sie beide eingeölten Hände neben die Wirbelsäule (paravertebral) in Taillenhöhe und drücken und schieben Sie sie nach oben; wiederholen Sie das 6 – 8 mal

Legen Sie die Hände neben die Wirbelsäule in Nackenhöhe und massieren Sie mit Druck über Schulter und den Oberarmen bis zu den Ellenbogen und zurück mit leichterem Druck; 6 – 8 mal wiederholen

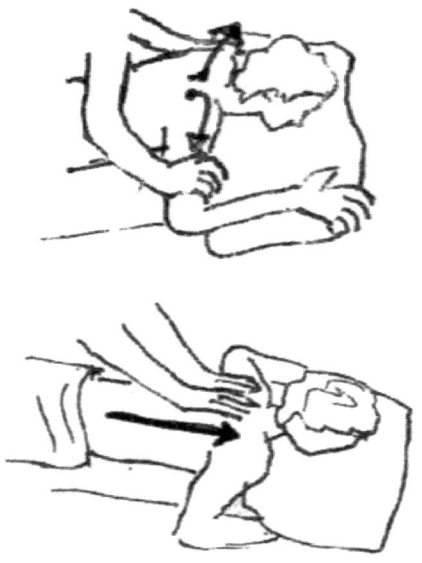

2. Drücken Sie Punkte mit den Daumen paravertebral von unten nach oben und schieben Sie im Bogen zur Seite; 6 – 8 mal wiederholen

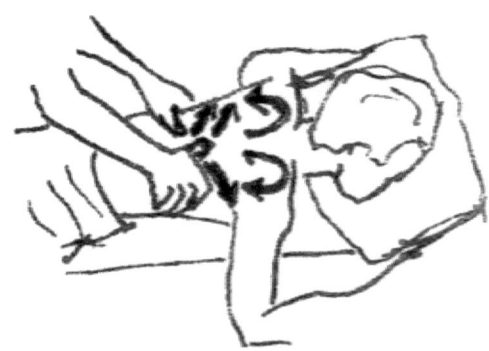

3. Pressen Sie Zeige-, Mittel- und Ringfinger beider
   Hände neben die Wirbelsäule in Taillenhöhe,
   schieben die Finger ein Stück hoch und „herzförmig"
   zurück; 6 – 8 mal wiederholen

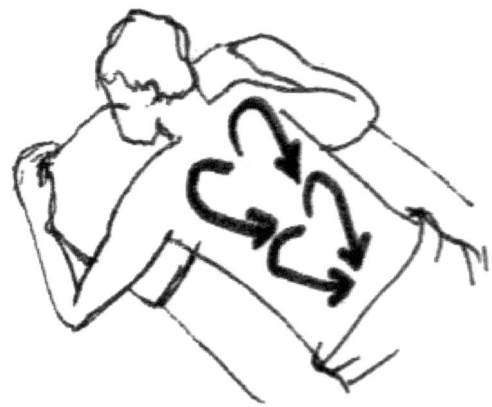

4. Pressen Sie mit beiden Daumen Punkte von der
   Taille entlang neben der Wirbelsäule bis zum
   Nacken

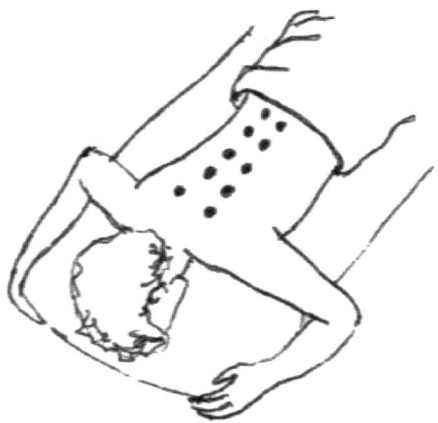

5. Streichen Sie mit beiden Händen kräftig erst die linke Seite (nach der Zeichnung), wechseln nach rechts und wiederholen 6 – 8 mal

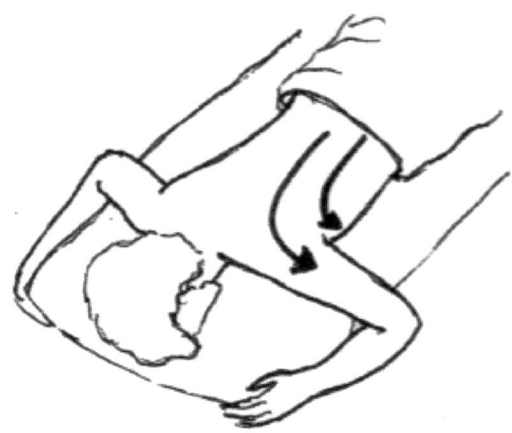

6. Pressen Sie beide Handflächen in Höhe der Lende auf den Rücken und schieben die Hände zur Seite. Wiederholen Sie dies mehrmals bis zur Höhe des Schulterblatts

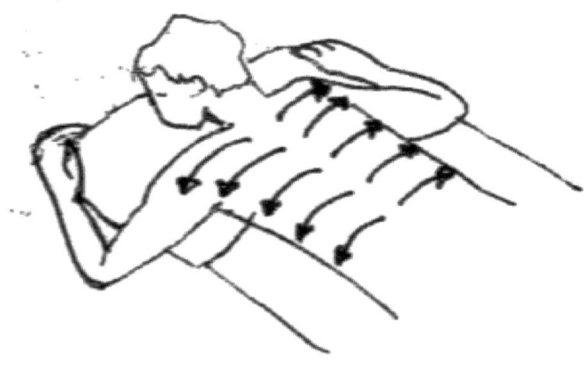

7. Massieren Sie kreisförmig das Schulterblatt und stimulieren die Muskulatur durch Schläge mit dem Mittelhandknochen

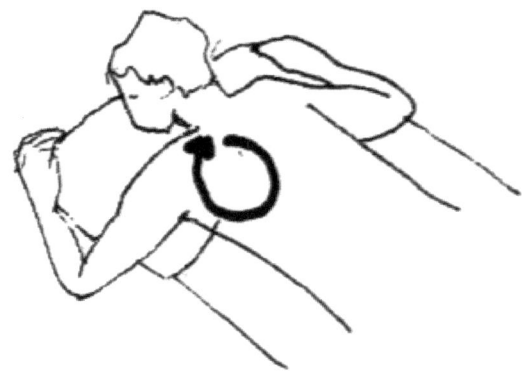

8. Legen Sie Ihre Hände aufeinander und massieren Sie kreisförmig die Rückenseiten

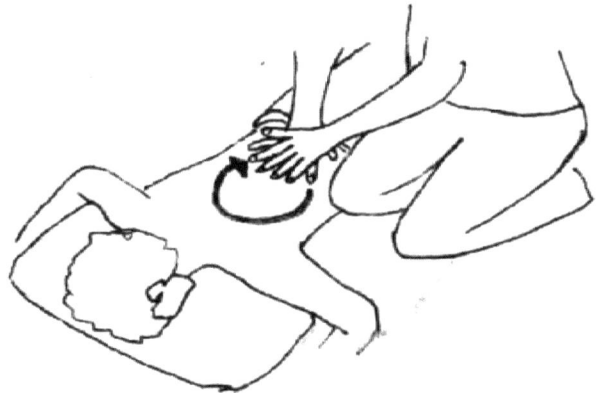

9. Pressen Sie Unterarm und Ellbogen auf den Rücken und massieren damit schlangenförmig von der Lende bis zu den Schulterblättern

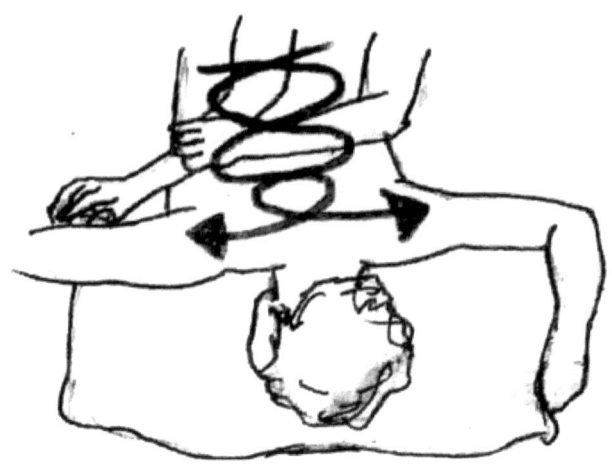

10. Diese Technik ist geeignet für die etwas fülligere Taille. Kneifen und ziehen Sie das Gewebe seitlich von der Taille bis zu den Achseln

    Reiben Sie das Gewebe mit beiden Händen abwechselnd von der Seite zur Mitte hin

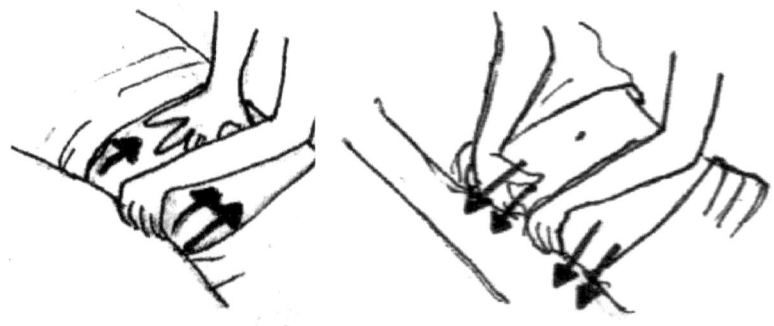

11. Pressen Sie die Daumen über das Steißbein und massieren kreisförmig, um den Blutstau in diesem Bereich aufzulösen

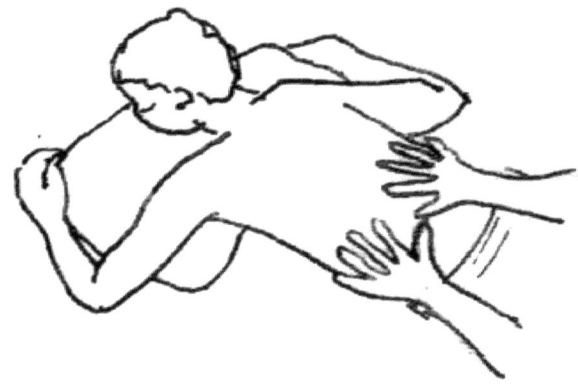

12. Massieren Sie mit beiden Händen den Rücken in Form einer großen Acht

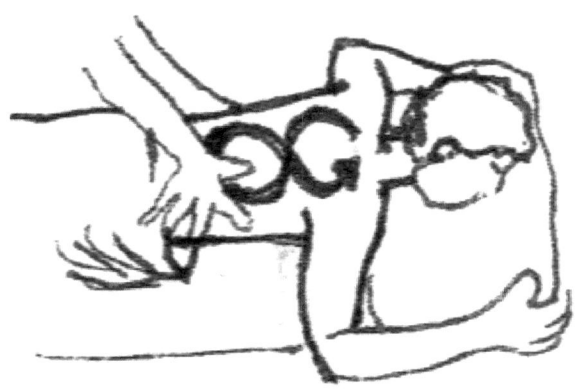

13. Massieren Sie abwechselnd mit rechter und linker Hand Seite, Schulterblatt und Schulter; 6 – 8 mal wiederholen

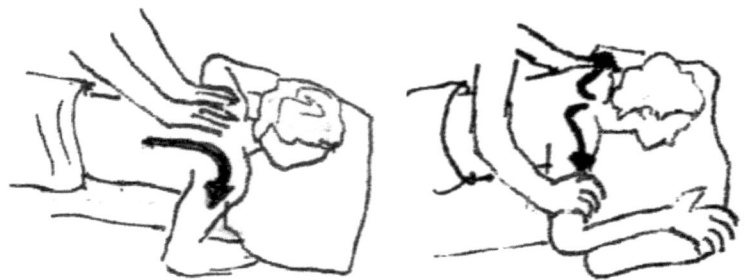

Reiben Sie gleichzeitig auf beiden Seiten mit der Handfläche Schulterblatt, Schulter und Oberarm, um den Blutfluss zum Kopf zu stimulieren. 6 – 8 mal wiederholen

14. Legen Sie die Hände seitlich auf die Rippen und schieben mit Druck zur Mitte hin. Wiederholen Sie dies bis zum Schulterblatt

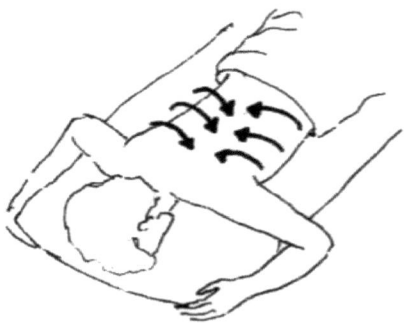

Wiederholen Sie die Übungen 1 – 14 nun auf der rechten Seite.

Bauchlage, leichte Decke über den Körper, Kissen unter die Füße

15. Nehmen Sie das rechte Bein in beide Hände, massieren Sie mit den Daumen von der Ferse bis zum Oberschenkel

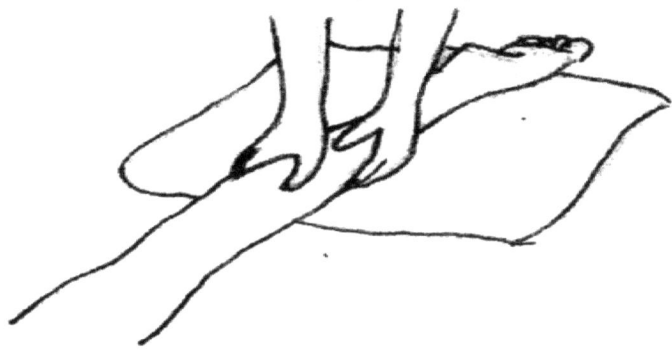

16. Kneifen und streichen Sie das Gewebe des Oberschenkels und Unterschenkels zur Mitte hin bis zum Innenknöchel (sehr effektiv zum Abnehmen bei „stärkeren" Oberschenkel) 7 – 8 mal wiederholen

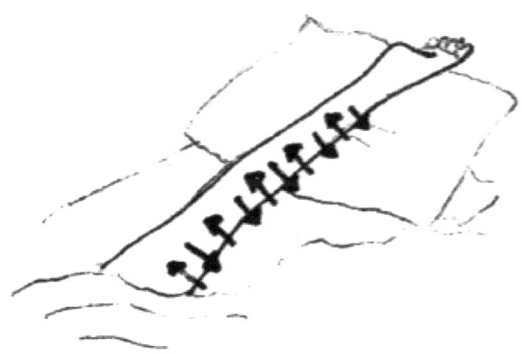

17. Reiben Sie das rechte Bein vom Knöchel bis zum Gesäß und zurück; 7 – 8 mal wiederholen

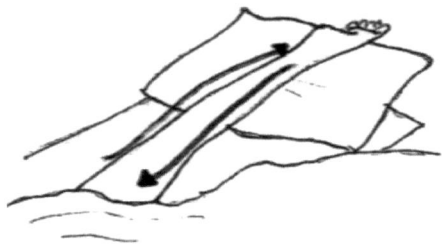

18. Massieren Sie mit den Daumen kreisförmig Achillessehne und Knöchel

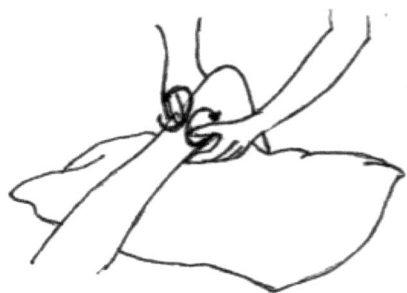

19. Legen Sie den Ihren rechten Arm in die Kniekehle und heben den rechten Unterschenkel

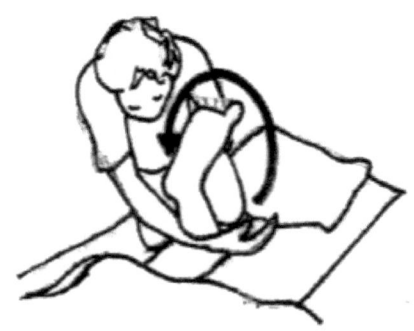

Winkeln Sie den rechten Unterschenkel ab, stützen
mit der linken Hand die Knöchel und reiben mit
Ihrem Unterarm kräftig auf- und abwärts; 7 – 8 mal
wiederholen

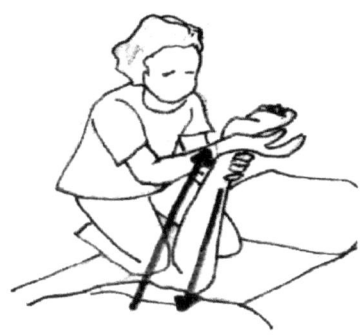

20. Beachten Sie die Position beider Hände auf der
Zeichnung und pressen die
Unterschenkelmuskulatur auf und ab mit beiden
Handflächen

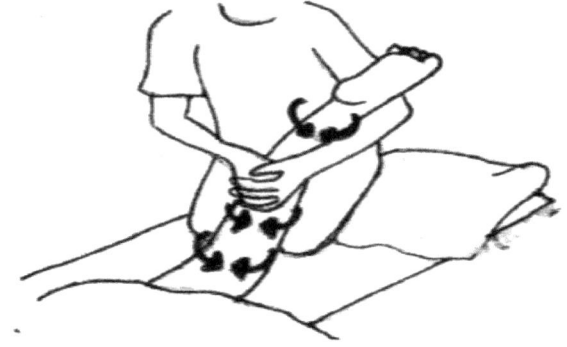

21. Umfassen Sie mit Ihren Händen den rechten Fuß
    und kneten und pressen ihn

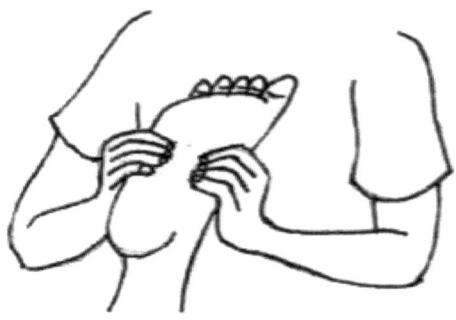

Wiederholen Sie die Übungen 15 – 21 nun auf dem linken Bein.

Rückenlage, leichte Decke über den Körper

22. Massieren Sie mit den Daumen leicht die
    Fußsohlen.
    Drücken Sie mit den Handflächen die Beine hinauf
    und hinunter

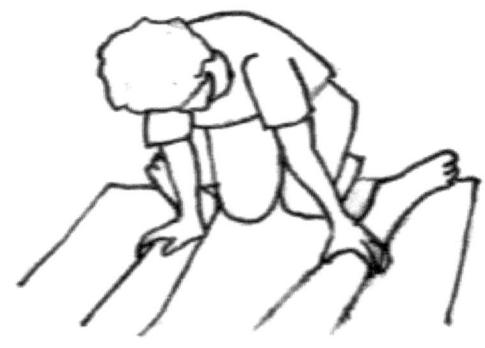

23. Drücken Sie für ca. 30 Sekunden die Beinarterien und entfernen langsam die Hände

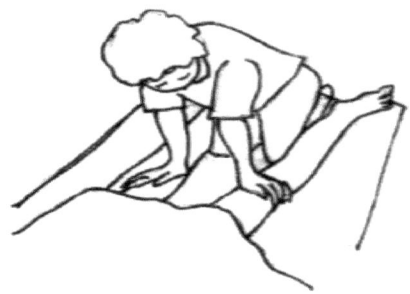

24. Massieren Sie nun mit beiden Händen das linke Bein von der Fußspitze bis zum Oberschenkel, pressen Sie jedoch stärker an der Wade

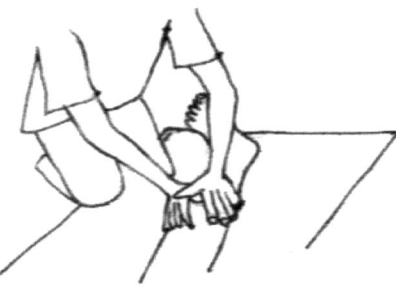

25. Schlagen Sie mit der hohlen Hand die innere Seite des Beins auf und ab und hin und zurück

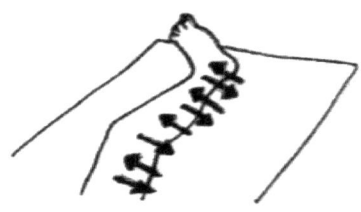

26. Reiben Sie das Bein von den Zehenspitzen über die Wade bis zum Oberschenkel

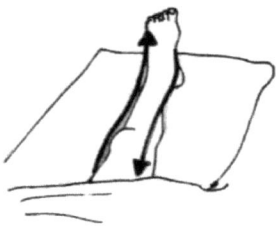

27. Massieren Sie mit beiden Daumen den Fußrücken (siehe Zeichnungen)

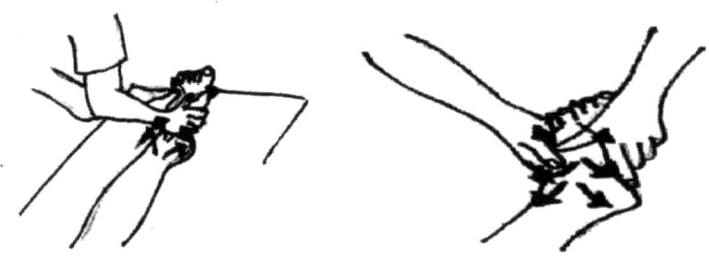

28. Winkeln Sie das Bein ab und reiben leicht mit beiden Händen von den Knöcheln bis zum Oberschenkel Massieren Sie die Wade mit der hohlen Hand auf und ab

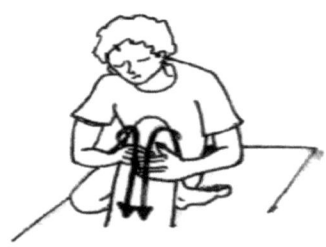

29. Strecken Sie das linke Bein und legen es auf Ihren Oberschenkel. Mit Ihrer linken Hand halten Sie die Ferse, mit Ihrer rechten pressen Sie vor- und rückwärts den Oberschenkel

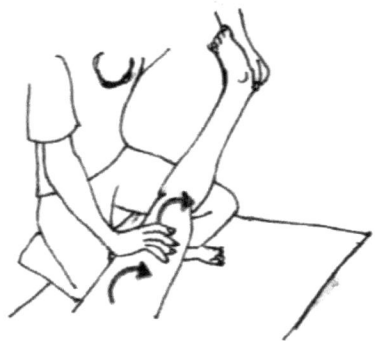

30. Schlagen Sie mit der Handkante beider Hände den Oberschenkel auf und ab, um die Blutzirkulation zu stimulieren

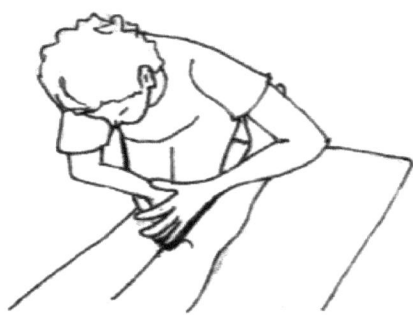

Wiederholen Sie die Übungen 24 – 30 am rechten Bein.

Rückenlage, Kissen unter dem Kopf, leichte Decke über die Beine, bei Frauen ein Tuch über den Oberkörper

31. Massieren Sie einige Male den Bauch im Uhrzeigersinn

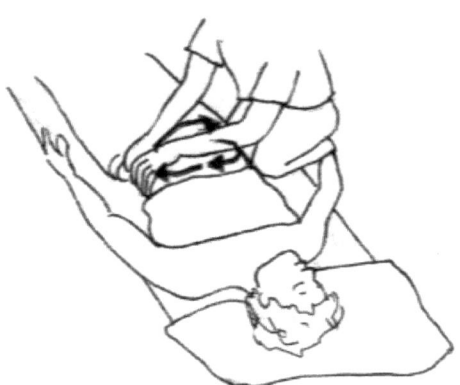

32. Legen Sie beide Hände übereinander und pressen Sie auf den Bauch, erst leicht, dann mit immer mehr Druck. Wiederholen Sie diesen Griff im Uhrzeigersinn

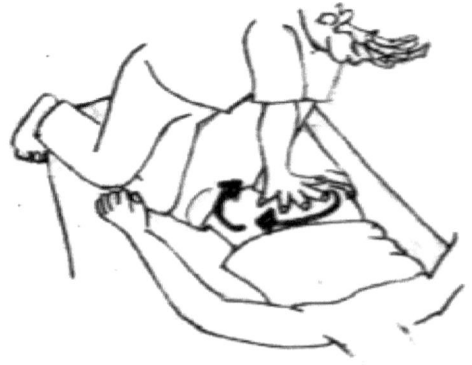

33. Beginnen Sie die Massage am linken Arm. Pressen Sie dabei mit dem Daumen vom Handgelenk bis zur Schulter.

Reiben Sie den Arm vom Handgelenk bis zur Schulter.

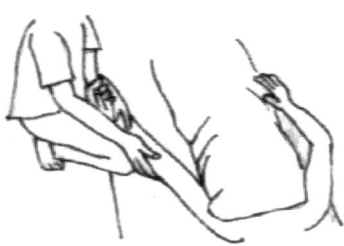

34. Nehmen Sie die linke Hand und massieren Sie die Handfläche kräftig mit beiden Daumen

Massieren Sie mit dem Daumen die einzelnen Finger

Verschränken Sie die Finger Ihrer rechten Hand mit der linken Hand des zu Massierenden, Ihre linke Hand umfasst das Handgelenk. Bewegen Sie nun vorsichtig das Handgelenk und den Arm im Kreis

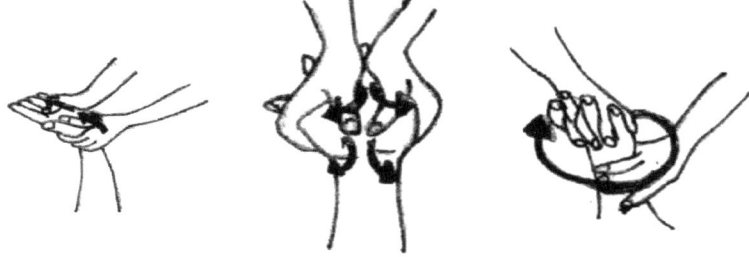

35. Winkeln Sie den linken Arm ab und reiben mit beiden Händen den Unter- und Oberarm auf- und abwärts (siehe Zeichnung)

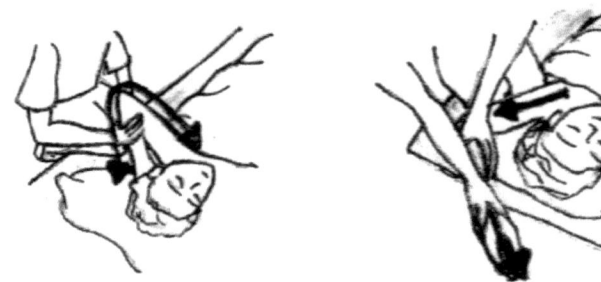

Wiederholen Sie die Übungen 24 – 30 am rechten Arm.

36. Massieren Sie mit der Handfläche kreisförmig den Nacken. Streichen Sie mit der Handfläche mehrmals vom Nacken über die Schulter. Wechseln Sie die Seite

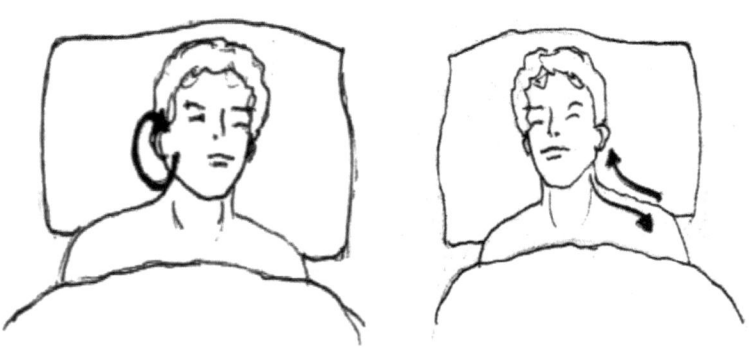

37. Legen Sie beide Hände unter das Schulterblatt und klopfen mit den Fingern aufwärts bis zum Nacken

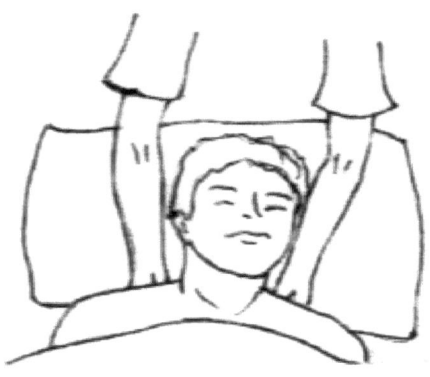

38. Kreisen Sie vorsichtig mit den Daumen beider Hände um den Schläfenbereich

Streichen Sie mit den Daumen beider Hände mehrmals von der Stirnmitte über den Brauen zur Seite

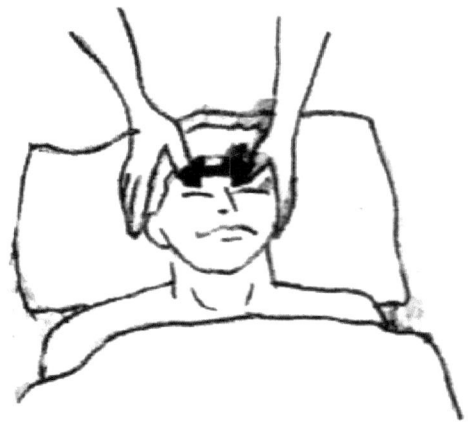

39. Legen Sie beide Daumen an die Nasenwurzel und reiben sie mehrmals auf zum Haaransatz und wieder zur Nasenwurzel

Streichen Sie mit Fingern beider Hände über die Stirn zur Seite bis zum Ohr

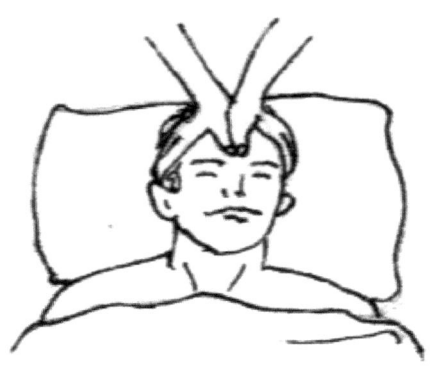

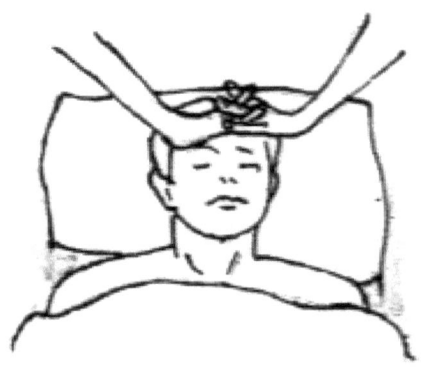

Massage im Sitzen

Für diese Massage benötigen Sie einen Stuhl und ein Kissen. Der zu Massierende sitzt bequem und angekleidet mit dem Rücken zum Behandler.

Diese Massageform ist geeignet bei
 – Schulterbeschwerden
 – Verspannungen im Rücken
 – steifen oder verkrampften Händen und Armen

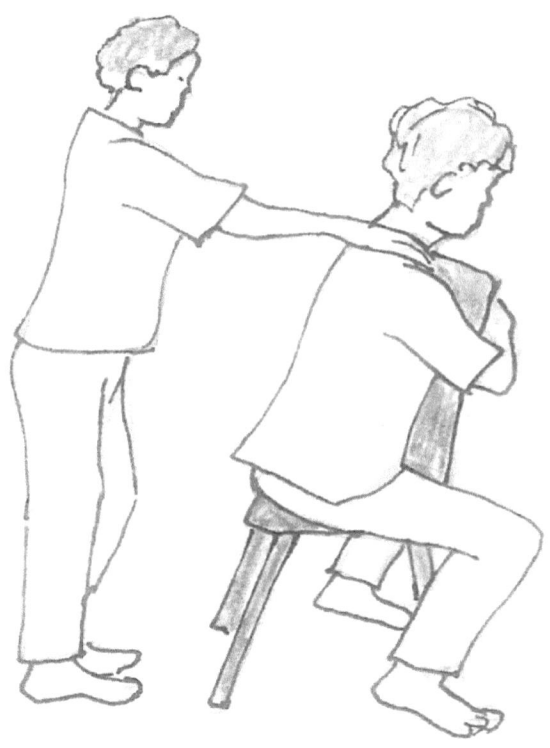

Massage der Schulter

1. Beachten Sie die Zeichnung!

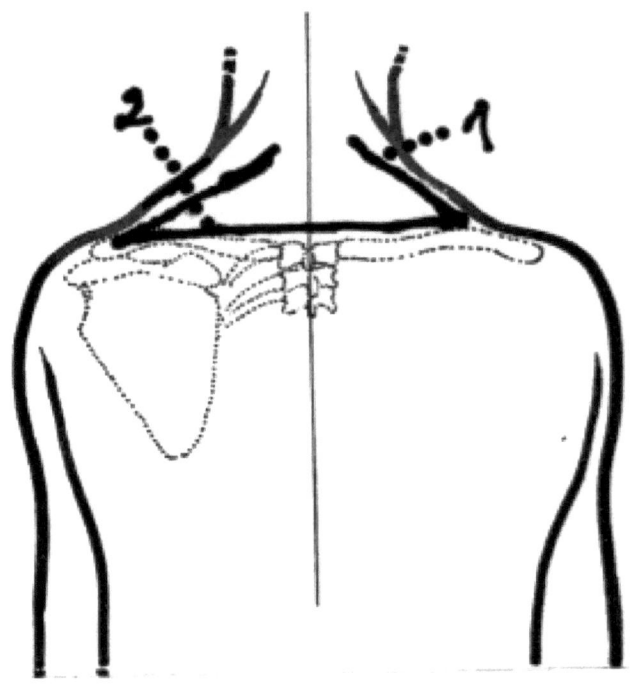

2. Stehen Sie bequem hinter dem zu Massierenden
3. Kreisen Sie mit den Daumen 6x rechts und links der Wirbelsäule in Höhe des 1. Brustwirbels (BW) mit immer stärkeren Druck und streichen Sie dann entlang der Schulter zur Seite hin aus (nicht über die Wirbelsäule!)
4. Legen Sie den linken Arm auf die linke und die rechte Hand auf die rechte Schulter. Pressen und rollen Sie 6x mit dem linken Unterarm von der Nackenbasis entlang der Schulter und wieder zurück
5. Wechseln Sie die Seite

6. Massieren Sie die linke Schulter (Linie 1) mit übereinander gelegten Händen (drücken und pressen). Beginnen Sie mit dem Muskel am seitlichen Ende der Schulter und pressen sie gleichmäßig bis zur Nackenbasis und zurück (6x)

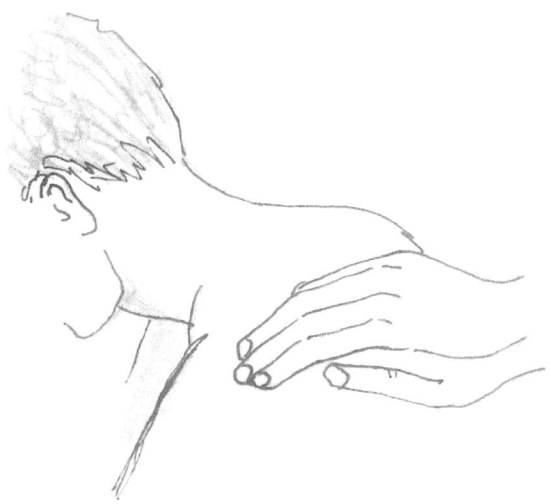

7. Wechseln Sie die Seite
8. Massieren Sie mit übereinander gelegten Händen (drücken und pressen) den Trapezmuskel 6x entlang der oberen Seite des Schulterblattes (Linie 2). Beginnen Sie am seitlichen Ende der Schulter und stoppen vor der Wirbelsäule
9. Wechseln Sie die Seite
10. Streichen Sie beide Seiten aus.

Massage des Schulterblattes

1. Beachten Sie die Zeichnung!

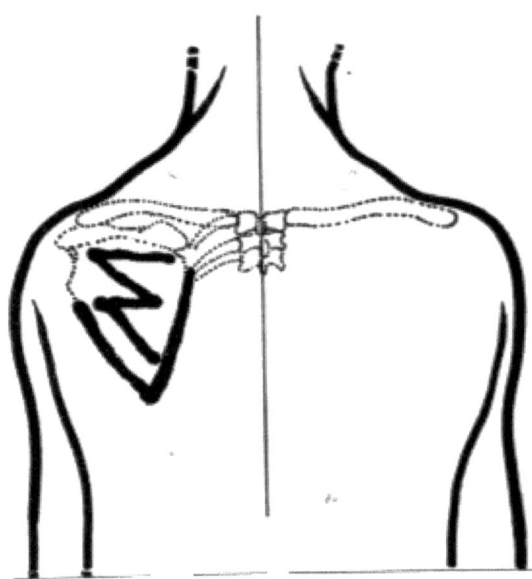

2. Legen Sie Ihre linke Hand auf die linke Schulter
3. Beginnen Sie an der oberen Ecke des linken Schulterblatts. Pressen Sie mit dem Daumen den Trapezmuskel auf dem Schulterblatt entsprechend der Zeichnung (3x)
4. Beginnen Sie an der äußeren Seite des Schulterblatts. Pressen Sie mit dem Daumen den Muskel um das Schulterblatt (3x)
5. Wechseln Sie die Seite

Massage des Rückens

1. Beachten Sie die Zeichnung! **S VIII**
2. Pressen Sie mit den Fingern der übereinander gelegten Hände fest beide Linien (1 + 2) entlang der Wirbelsäule vom 1. Brustwirbel (BW) bis zur unteren Ecke des Schulterblatts

3. Für die Massage des Sakrums sollten Sie sich hinknien um mehr Kraft und Bewegungsfreiheit zu haben. Pressen Sie mit übereinander gelegten Daumen, beginnend am unteren Rand des Schulterblatts entlang der äußeren Linie (1) bis zum Sakrum (Kreuzbein) (3x)

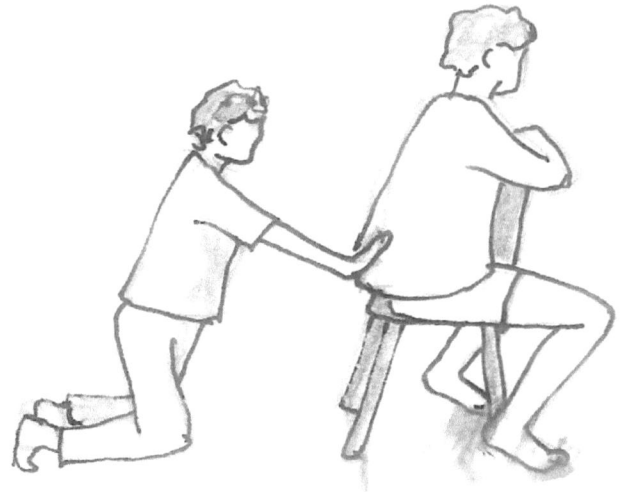

4. Sie stehen
5. Legen Sie den rechten über den linken Daumen (siehe Zeichnung) und beginnen Sie an der unteren Ecke des Schulterblatts an der inneren Linie (2) bis zum Ende des Sakrums.

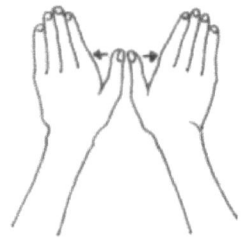

6. Wechseln Sie die Seite

7. Stehen Sie auf der rechten Seite
8. Schieben Sie Ihre rechte Hand über die rechte
   Schulter des zu Massierenden, während Sie mit
   Ihrer linken Handfläche ab dem 1.BW abwärts die
   Muskeln entlang der Wirbelsäule drücken und zur
   Seite strecken
9. Wechseln Sie die Seite

10. Sie stehen
11. Beginnen Sie auf der linken Seite
12. Ab dem 1.BW abwärts bis zum Sakrum massieren
    Sie kreisend mit dem linken Daumen punktförmig die
    innere Linie (2), während Ihr rechter Daumen die
    Wirbel vor dem Druck schützt.
13. Wechseln Sie die Seite

14. Legen Sie Ihre Daumen rechts und links der Wirbel-
    säule in Höhe des 1.BW. Kreisen und pressen Sie
    ca. 3x, wobei Sie beim 3.Mal stärker drücken und
    nach außen schieben. Wenden Sie diese Technik
    über den ganzen Schulterbereich an.Wiederholen
    Sie diese Massage vom 1.BW an 5x.

Achtung: reduzieren Sie immer den Druck bei der Massage des Sakrum (Kreuzbein)!
Pressen Sie nie direkt die Wirbelsäule!

Keine Massage im Bereich des Sakrum während der Schwangerschaft!

Massage der Arme

1. Sie stehen an der linken Seite
2. Fassen Sie mit Ihrer rechten Hand das linke Handgelenk
3. Streichen Sie mit der anderen Hand der Länge des Armes nach auf- und abwärts
4. Drücken, kneten und rollen Sie den seitlichen Oberarm bis zum Ellbogen
5. Umfassen Sie den Ellbogen und das Handgelenk und schütteln und drehen den Unterarm
6. Umfassen Sie mit beiden Händen das Handgelenk und und schütteln den Arm möglichst locker
7. Wiederholen Sie diese Massagen 3x
8. Wiederholen Sie diese Massagen am Innenarm (3x)

Hand- und Fingermassage

1. Umfassen Sie das linke Handgelenk mit beiden Händen so, dass Ihre beiden Daumen nebeneinander auf der Handwurzel aufliegen und Ihre Finger die Unterseite des Unterarms und die Handfläche umschließen

2. Ihre Daumen massieren das Handgelenk mit den Daumen kreisförmig von innen nach außen einige Zentimeter hinauf und wieder hinab (5x)

3. Drehen Sie die Hand um und massieren Sie mit der gleichen Technik die Innenseite des Handgelenks (5x)

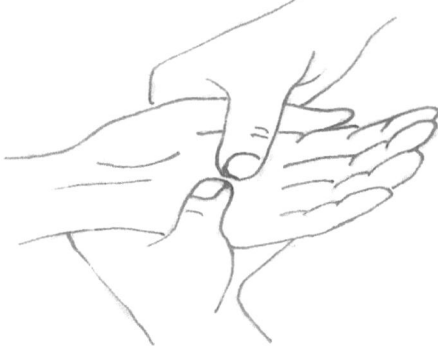

4. Fassen Sie mit Ihrer linken Hand die linke Hand des Massierten und mit Ihrer rechten Hand den Ellbogen und bewegen den Arm

5. Massieren Sie mit kreisförmigen Bewegungen der Daumen die Handinnenfläche, dabei sollte die Hand in einem Winkel von 45° zum Handrücken gehen.

6. Nach etwa 3 - 4 Minuten drehen Sie die Hand um und massieren die Handaußenfläche ebenso mit den Daumen kreisförmig von innen nach außen

7. Nach etwa 3 – 4 Minuten drehen Sie die Hand wieder um, umfassen mit einer Hand den Handrücken und beginnen mit der Massage der einzelnen Finger

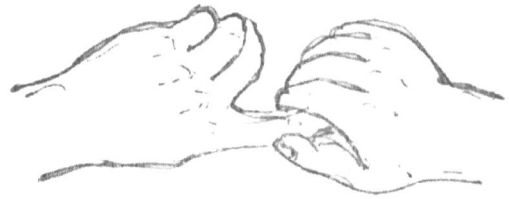

8. Nehmen Sie nacheinander einzelne Finger in die Hand und rubbeln Sie kräftig vom Ansatz bis zur Fingerspitze und wieder zurück (pro Finger 3-4x), dabei drehen Sie die Finger etwas hin und her

9. Biegen Sie der Reihe nach die Finger am ersten Fingerglied einwärts ebenfalls zum nächsten Glied um 45°

10. Als Abschluss nehmen Sie jeden Finger einzeln zwischen Zeige- und Mittelfinger und ziehen die Finger bis zur Spitze

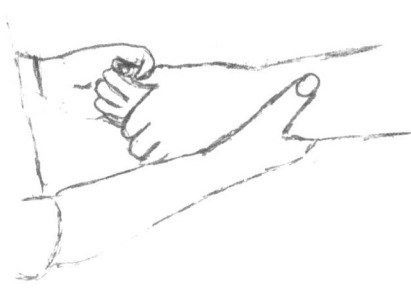

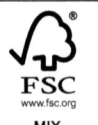

FSC

www.fsc.org

MIX

Papier aus ver-
antwortungsvollen
Quellen
Paper from
responsible sources

FSC® C105338